KB191025

자세를 펴면 인생이 펴집니다

대한민국 1호 자세전문가의
'바른 자세' 솔루션

송영민 지음

인생이 펴집니다

자세를 펴면

퍼스트펭귄

# 하루 5분, 바른 자세가 통증을 이깁니다

많은 사람이 '건강하다'의 기준을 통증의 유무로 삼는다. 허리가 아프면 건강하지 않은 상태, 아프지 않으면 건강한 상태라고 판단하는 것이다. 하지만 건강은 1과 0으로 구분되는 이진법 디지털 세계가 아니다. 자연수 1과 0 사이에 무수히 많은 수가 존재하듯이 건강 역시 무수히 많은 경우의 수를 가진 아날로그 세계다.

만약 우리가 통증을 느끼게 된다면 통증이 나타나기까지 '기능이 떨어지는 여러 가지 과정'이 발생한다. 기능의 저하는 대개 일상 수준보다 근육이 줄고 관절 유연성이 떨어지고 힘줄이 약해지는 것을 의미한다. 대부분 올바르지 못한 자세와 운동 부족으로 생기는데, 기능이 떨어지면 마치 물이 부족한 화초처럼 인체 조직도 조금씩 시들게 된다.

인체는 일정 수준 이하로 기능이 떨어지면 위험을 감지한다. 그리고 뇌에 통증 신호를 보낸다. "제발 그 행동을 멈춰! 제발 자세를 바르게 해. 제발 근육을 쉬게 해!" 처음에는 뻣뻣하거나 불편함을 느낄 정도로 약한 신호를 보낸다. 이 신호를 받은 대부분의 사람은 '쉬면 낫겠지', '시간이 지나면 괜찮아지겠지'라고 대수롭지 않게 여긴다. 그러면 뇌는 점점 더 강한 신호를 보낸다. "여기에 문제가 있다니까! 빨리 뭔가 해줘!" 이 단계에서도 무시하면 인체는 마지막 신호를 보낸다. "에라 모르겠다. 일단 움직이지 못하게 만들자!" 인체는 스스로 보호하기 위해 아예 몸을 움직일 수 없도록 만든다.

어느 날 허리에서 뚝 소리가 나면서 바닥에 쓰러진 사람들은 이구동성으로 몸을 꼼짝달싹 못 했다고 하소연한다. 몸을 더 움직이면 허리에 심각한 손상이 일어날 수 있으므로 최악의 상황을 막기 위해 보낸 인체의 마지막 경고였던 셈이다. 이쯤 되면 치료를 받아도 회복에 오랜 시간이 걸린다.

허리 디스크를 앓고 있는 사람들은 하늘이 맑은 날에도 허리를 잡고 있어야 하며, 어떤 일을 해도 통증이 허리 옆에 꼭 붙어 신경을 곤두서게 만든다. 계속되는 통증 탓에 인상마저 점점 찌푸리게 된다. 낯선 사람을 만나도 미소를 짓는 대신 통증을 참기 위해 무표정으로 일관하게 된다. 모든 일상을 통증에 점령당하고 마는 것이다.

허리에만 국한된 이야기가 아니다. 목, 어깨, 고관절, 발, 팔꿈치, 손목 등 모든 관절에서 일어날 수 있다. 하지만 사람들은 이런 고통을 겪고도 통증만 사라지면 아무런 문제가 없다고 여긴다. 그래서 통증이 생기면 병원을 찾아가 호소한다. "빨리 주사 한 대 놔주세요", "아파 죽겠어요. 수술해 주세요."

병원에서 받은 조치로 인해 통증이 줄어들면 드디어 건강해졌다고 생각한다. 이들에게 기능, 즉 허리 근육의 힘, 근지구력, 움직이는 범위, 균형 같은 것들은 중요한 문제가 아니다. 하지만 주사나 약, 수술로 통증을 잡았다고 하더라도 기능을 제대로 돌려놓지 않으면 디스크는 반드시 재발한다.

기능을 강화하는 가장 좋은 방법은 건강한 습관을 들이는 것이다. 바른 자세로 허리를 펴고 규칙적인 운동을 통해 약해진 근육을 튼튼하게 만들어야 한다. 마사지와 명상을 통해 근육 긴장을 풀고 스트레칭을 통해 관절을 유연하게 하고 걷기, 달리기와 같은 유산소 운동을 통해 심혈관계를 튼튼하게 해야 한나. 자세를 바르게 하고 규칙적인 운동 습관을 가지면 마치 물을 듬뿍 먹고 햇볕을 잘 쬔 화초처럼 인체 조직도 싱싱해진다.

## 통증과 건강, 두 마리 토끼 잡기

왜 사람들은 확실한 건강 관리 방법인 습관을 외면한 채 병원 치료에만 의존하는 것일까? 지금 당장 나를 괴롭히는 통증 신호에만 집중하기 때문이다. 통증을 줄이는 데만 급급하다 보니 가장 빠르고 쉽게 통증을 줄이는 방법을 택한다. 약은 물과 함께 간단히 먹으면 된다. 주사도 다른 사람이 놓아준다. 도수치료도 침대에 눕기만 하면 치료사가 몸을 밀고 당겨준다.

하지만 습관은 어떤가? 습관은 남이 해주는 게 아니라 내가 직접 해야 한다. 동시에 꾸준한 노력이 필요하다. 바른 자세는 한 번 하고 마는 게 아니라 평소에 의식적으로 신경 쓰면서 나쁜 자세를 고쳐잡아야 한다. 운동은 더 큰 노력이 필요하다. 허벅지 뒤가 당기는 고통을 참으며 스트레칭 하거나 근육을 쥐어짜며 무거운 쇳덩어리를 들어야 한다. 비교적 쉽다는 걷기도 1만 보를 걷기 위해서는 한 시간이 넘게 걸린다(최근에 7천 보 이상만 걸어도 걷기의 긍정적 효능이 충분하다는 연구 결과가 발표되면서 7천 보 걷기로 트렌드가 변하고 있다).

단기적인 관점에서 보자면 습관을 변화시키는 일은 약이나 주사에 비해 비효율적으로 보인다. 하지만 우리의 인생은 단기 레이스가 아니다. 오랜 시간 건강하게 살길 바란다면 주사나 약보다 바람직한 습관을 들이는 게 훨씬 효율적이다.

자전거 타기를 생각해 보자. 자전거를 처음 탈 때는 시간과 노력이 많이 필요하다. 하지만 자전거 타는 방법을 한 번 익히고 나면 그때부턴 크게 의식하지 않아도 자연스럽게 자전거를 탈 수 있다. 바른 자세와 운동도 마찬가지다. 처음에 습관을 들이는 단계에서는 쉽지 않지만 한 번 습관을 들여 익숙해지면 나중에는 크게 노력하지 않아도 저절로 이루어진다.

반대로 일시적인 효과를 얻을 수 있는 주사나 약물 치료에 의존했던 사람들은 만성 통증을 해결하지 못해서 병원을 계속 떠돈다. 약에 내성이 생겨, 점점 더 강한 약을 써도 차도가 없다. 결국 쌓여가는 의료비, 계속되는 통증, 약해지는 체력이라는 악순환에 빠지고 만다.

하지만 습관을 관리한 사람들은 웬만한 통증은 스스로 이겨낼 수 있는 체력을 기르게 된다. 약에 의존하지 않으니 적당한 약으로도 원하는 효과를 얻을 수 있다. 무엇보다 나의 건강을 스스로 챙긴다는 자부심이 생겨 일상 생활에서도 활기차고 자신감 있는 태도를 갖게 된다. 자연스레 표정도 밝아진다.

관절이 아파 수술을 받았다고 하자. 수술을 하면 당장의 극심한 통증이 줄어든다. 통증을 없애기 위한 가장 빠르고 확실한 방법은 수술이 맞다. 하지만 수술에는 또 다른 부작용이 따른다. 먼저 충분한 회복 시간을 가져야 한다. 통증을 없애는 대가로 조직을 자르거나 봉합했기 때문이다.

수술을 하고 나면 일상생활을 위해 반드시 재활 운동을 해야 한다. 하지만 100% 제기능을 회복하는 것은 불가능하다. 자르고 붙이고 꿰매고 변형된 조직은 그 어떤 재활로도 완벽하게 돌아오지 않는다. 재활 과정은 또 얼마나 고통스러운가? 수술 이후 스스로 할 수 있는 운동은 거의 없다. 간단한 스트레칭도 치료사의 도움을 받아야 하고 몸이 내 맘대로 움직이지 않아 마음이 위축된다. 수술 전의 상태가 얼마나 자유로웠는지를 실감하게 된다.

수술 이후에도 운동을 해야 한다면, 수술 단계에 이르기 전에 미리 운동하는 게 낫지 않을까? 자르고 꿰매고 붙이는 과정 없이 최대한 조직을 보존한 상태에서 할 수 있는 동작이 훨씬 많다. 당연히 외과적 손상이 없으니 회복도 빠르고 기능도 쉽게 높일 수 있다.

피할 수 없는 응급 수술, 대소변을 못 가리는 상황과 같이 일상생활이 불가능한 문제가 아니라면 의학적 해결책을 찾는 대신 생활 습관을 스스로 관리하는 편이 훨씬 낫다. 건강은 결코 남이 대신해 줄 수 없다. 전문가가 통증을 줄이기 위해 알맞은 운동법을 알려줄 수 있지만 결국 근육은 스스로 움직여야 강해진다. 윗몸일으키기 없이 복근은 없고 신전 운동 없이 허리 근육도 없다. 바른 자세 없이 강한 척추도 없다. '하늘은 스스로 돕는 자를 돕는다'는 말은 건강에서도 통한다. 건강은 스스로 지키는 자를 지킨다.

## 근육을 튼튼하게 만드는 최고의 방법

다이어트 할 때 가장 중요한 건 뭘까? 맞다. 식습관이다. 아무리 열심히 운동을 해도 제한 없이 먹는다면 절대 살이 빠지지 않는다. 뇌 건강에 가장 중요한 것은 수면 습관이다. 폐 건강에 중요한 건 금연 습관이다. 간 건강에 중요한 건 질주 습관이다. 마음 건강에서 중요한 건 스트레스 관리다. 근골격계 질환에 있어 중요한 건 바른 자세와 운동이다.

바른 자세와 운동을 같이 강조하는 이유는 바른 자세는 정렬, 운동은 움직임이기 때문이다. 이 둘은 떼려야 뗄 수 없는 막역지간이다. 자세가 좋아야 움직임이 좋아지고, 운동해야 자세가 좋아진다. 자세가 나쁘면 움직임이 나빠지고, 운동하지 않으면 자세도 나빠진다.

이 과정에서 핵심은 근육이다. 근육은 관절을 잡아주고 뼈를 움직이는 힘을 낸다. 근육에는 크게 두 가지 종류가 있다. 심장이나 내장처럼 자율신경에 의해 조절되는 근육이 있는데 이를 불수의근이라고 한다(참고로 심장은 스스로 박동을 하며 자율신경계 조절에 의해 빠르게 뛰거나 느리게 뛴다). 이 근육은 내 의지로 조절할 수 없다. 인체에서 자동으로 움직인다. 기껏해야 우리가 할 수 있는 건 명상, 운동을 통해 간접적으로 영향을 미치는 것뿐이다.

반대로 수의근은 위팔두갈래근(상완이두근), 넙다리네갈래근(대퇴사두근), 큰가슴근(대흉근)처럼 뼈에 붙어 스스로 움직임을 조절하고 힘을 낼 수 있는 근육이다. 수의근은 불수의근과 다르게 움직임을 선택할 수 있다. 내가 팔을 움직여야지 생각하면 팔을 움

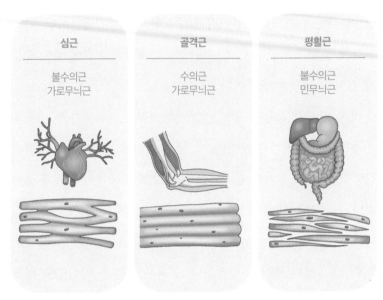

| 심근 | 골격근 | 평활근 |
|---|---|---|
| 불수의근<br>가로무늬근 | 수의근<br>가로무늬근 | 불수의근<br>민무늬근 |

근육의 종류

직일 수 있고 다리를 펴야지 하면 다리를 펼 수 있다. 수의근의 핵심은 '선택'이다. 수의근을 통해 우리는 자세를 어떻게 취할지, 어떻게 움직일지 '결정'할 수 있다.

심장과 내장은 불수의근에 해당하고 골격근은 수의근에 속한다. 불수의근도 명상과 잠수 훈련을 통해 조절이 가능하다고 보고되고 있지만, 훈련을 하지 않은 대부분의 일반인은 골격근만 조절할 수 있다.

운동은 수의근을 단련하는 유일한 방법이다. 단백질을 아무리 많이 먹어도 근육을 쓰지 않으면 많은 양의 단백질은 그저 칼로리에 불과하다. 단백질이 근육으로 합성되려면 충분한 움직임, 즉 자극을 주어야 한다. 수의근을 단련하는 방법은 무거운 힘을 가해 근육에 스트레스를 주는 것뿐이다.

이렇게 운동을 통해 수의근을 단련하면 관절을 잡는 힘이 세진다. 관절을 잡는 힘이 세지면 힘든 일을 하더라도 쉽게 다치지 않는다. 또한 수의근을 단련하면 근력과 근지구력이 강해진다. 무거운 물건을 어려움 없이 들 수 있고, 반복된 신체 활동을 해낼 수 있으며 먼 거리를 지치지 않고 달릴 수 있다. 수의근이 강해진다는 것은 곧 많은 일을 선택할 수 있음을 의미한다.

바른 자세는 수의근의 힘을 통해 관절을 올바르게 정렬하는 행위다. 우리 몸은 여러 근육이 함께 힘을 내어 관절을 바른 위치로 잡는다. 자세를 바르게 하면 근육의 길이와 방향이 제대로 잡히고 관절도 어느 방향이든 잘 움직일 수 있는 상태가 된다. 척추는 회전, 구부림과 폄, 기울임이 좋아지고 어깨 관절은 앞뒤 좌우로 큰 원을 그릴 수 있게 된다.

하지만 자세가 바르지 못하면 근육이 짧아지거나 길어져 제힘을 발휘하지 못한다. 그만큼 관절을 잡는 힘도 약해져서 불안정해지고 움직임도 제한된다. 관절 움직임에 제한이 생기면 일상에서도 불편함을 겪는다. 팔이 올라가지 않아 옷을 입기 어렵고 허리를 구부리지 못해 발톱을 스스로 깎지 못한다. 운전하면서 후진할 때 뒤로 고개를 돌리지 못해 후방 카메라 화면에 의존해야 한다.

하지만 바른 자세를 통해 움직임 기능이 좋아지면 이런 불편은 모두 해소된다. 운동과 마찬가지로 자세가 바르면 많은 일을 선택할 수 있다.


## 좌식 생활의 위험성

바른 자세와 운동의 최대 적은 좌식 생활이다. 근육은 힘든 자극이 주어지지 않으면 약해질 수밖에 없는데, 좌식 생활은 수의근에 그 어떤 자극도 주지 않기 때문이다. 근육이 약해지면 자연스레 자세도 나빠진다.

오른쪽 그림 속 여성을 보자. 노트북 작업을 하고 있는 이 여성의 척추는 앞으로 구부정하게 기울어져 있다. 화면을 응시하기 위해 머리도 앞으로 쏠려 있고, 키보드를 입력하는 팔 역시 앞을 향해 있다. 팔과 연결되어 있는 어깨도 앞으로 굽어 있다. 이 여성의

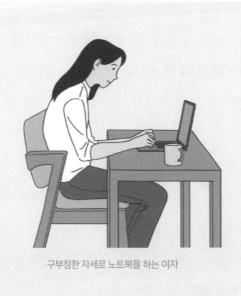

구부정한 자세로 노트북을 하는 여자

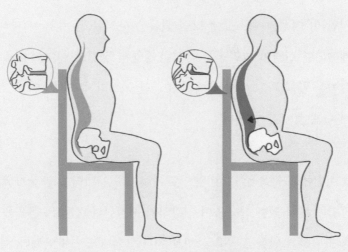

바른 자세와 구부정한 자세에서 허리뼈 모양 차이

몸에선 어떤 일이 벌어지고 있을까?

바른 자세로 앉아 있는 사람과 구부정한 사람의 척추 관절에서 가장 큰 차이점은 뼈와 뼈 사이를 연결하는 연골 조직인 디스크의 앞뒤 압박 정도다. 자세가 구부정하면 디스크 앞쪽은 강한 압박을 받고 뒤는 관절이 열리면서 압박이 줄어든다. 디스크 안에 있는 수분으로 인해 디스크가 뒤로 조금씩 밀려 척추 뒤쪽 신경과 가까워진다.

오래 앉아서 움직이지 않으면 디스크는 점점 수분이 부족해진다. 디스크 안에는 혈관이 없다. 허리를 늘이고 스트레칭을 해야 디스크 압력이 낮아지고 주변 혈관으로부터 물과 영양이 공급되지만 이 여성의 디스크에 그런 일들은 사치일 뿐이다. 이 자세가 계속되면 신경이 눌리면서 극심한 통증이 생길 것이다. 디스크는 탄력을 잃게 되고 이 상태에선 조금만 구부리거나 비틀어도 조직이 쉽게 찢어질 수 있다.

이번에는 근육을 보자. 앞으로 기울어지는 머리를 붙잡기 위해 목뒤에 붙어 있는 근육들이 긴장하기 시작한다. 긴장은 근육을 점점 딱딱하게 만들고 근육 사이로 지나는 혈관도 압박받는다. 혈액순환이 되지 않으면 근육은 스스로 힘을 풀지 못한다. 혈관으로부터 산소와 영양을 공급받지 못한 조직에 노폐물이 쌓이면서 통증이 유발된다. 뇌로 가는 혈관이 막히면서 영양분은 물론이고 산소 또한 뇌로 공급되지 않는다. 두통이 생기고 일에 집중하기 어려운 상태가 된다.

등 역시 목과 마찬가지로 앞으로 기울어지는 몸을 잡기 위해 긴장한다. 등 근육이 뻣뻣해지고 갈비뼈 움직임을 제한한다. 등 어딘가에 욱신거리는 느낌이 든다. 호흡량이 줄어들면서 산소에 가장 민감한 조직인 뇌에서 문제가 생긴다. 집중이 되지 않고 자

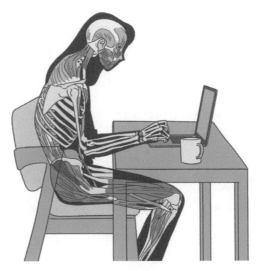

구부정한 자세에 따른 근육 변화

주 멍해지는 것이다. 허리 근육도 뻣뻣해진다. 허리는 상체 전체를 지탱하는 곳으로 이곳의 근육이 약해지면 관절을 잡는 힘 역시 줄어든다. 택배 상자를 들다가 삐끗해서 허리를 못 펴는 일이 생길지도 모른다는 뜻이다.

앞서 근육은 쓰지 않으면 줄어든다고 했다. 앉은 자세에서 엉덩이 근육은 거의 쓰이지 않는다. 오랫동안 앉아 있으면 엉덩이가 아픈데, 근육이라는 자연 방석이 사라졌기 때문이다. 바지를 입었을 때 뒷모습이 펑퍼짐해 보인다면 엉덩이 근육이 부족하다는 방증이다.

엉덩이 근육이 약해지면 배를 앞으로 내밀고 어깨가 안쪽으로 말린 '굽은 등' 자세가 된다. 골반을 세울 힘이 약해져 척추 자세도 나빠진다. 허리 관절에 압박이 증가하면서 디스크 손상 위험이 커진다. 약해진 엉덩이 근육은 하체에도 영향을 미친다. 고관절을 잡는 힘이 약해져 허벅지 뼈가 안쪽으로 모이고 무릎이 안으로 꺾이는 것이다.

허벅지 근육도 중요하다. 허벅지 근육량이 줄어들면 무릎을 잡아주는 힘이 약해져 무릎 관절이 불안정해진다. 무릎뼈의 움직임이 뻣뻣해지면 힘줄에 부담을 준다. 허벅지 뼈와 정강이뼈가 움직일 때 서로 잘 맞물리지 않아 불편감이 든다. 이 상태에서 갑자기 건강해지겠다며 스쿼이나 달리기를 하면 퇴행성 무릎 관질염 급행열차를 타게 된다.

종아리 근육은 정맥혈을 심장으로 올려보내는 데 핵심적인 역할을 한다. 하지만 앉아만 있으면 종아리에 점점 피가 고이고 정맥이 부풀어 오른다(정맥은 피를 잠시 저장하는 역할을 하는데 동맥보다 혈관 탄력이 떨어진다). 당장에 큰일이 벌어지는 것은 아니지만 시간이 지나면 하지 정맥이 부풀고 꼬이면서 하지 정맥류 질환에 걸릴 것이다. 심장으로 올라가지 못한 정맥혈로 인해 심장에서 한 번에 쏟아내는 피의 양도 줄어든다. 들어가는 피가 적으니 나가는 피도 적다. 혈액 순환이 원활하게 일어나지 않아 산소와 영양 공급도 부족해지고 몸은 점점 만성 피로감에 시달린다.

만약 이 여성이 자세를 고쳐 잡고 종종 가벼운 운동과 스트레칭을 한다면 어떤 일이 벌어질까?

- 척추 디스크 압박은 균일해지고 산소와 영양 공급이 원활해진다.
- 근육은 적절한 긴장 상태를 유지하고 혈관의 탄력이 좋아져 혈액 순환이 잘 된다.
- 등 근육은 부드러워지고 호흡량이 많아진다.

- 뇌에 산소 공급이 원활해져 집중력이 좋아진다.
- 엉덩이 근육과 허벅지 근육이 강해지면서 엉덩이와 무릎 관절을 튼튼하게 잡아준다.
- 종아리 근육이 수축하며 정맥혈을 심장으로 보낸다.
- 심장에서 뿜어져 나오는 피의 양이 많아지고 피로감이 해소된다.

이런 일이 매일 복리식으로 쌓인다고 생각해 보라. 어제와는 완전히 다른 세상이 된다. 이렇게 바른 자세, 운동 습관만으로도 우리의 컨디션은 200% 달라질 수 있다. 어떤 사람은 만성피로와 질환으로 고통받고, 어떤 사람은 활력이 넘치는 생활을 한다. 어떤 사람은 골골하고, 어떤 사람은 생생하다. 반대로 생각하면 지금 당신의 피로감은 과거 생활 습관이 누적된 결과다. 영화 〈박하사탕〉 속 장면처럼 "나 돌아갈래"를 외치며 어디서부터 잘못되었는지 과거를 돌아봐야 한다.


## 내 몸을 가장 사랑하는 길

우리는 인체가 보내는 근본적인 목소리를 들어야 한다. 아무리 사소하더라도 몸에 불편이 느껴지면 허투루 넘기지 말고 너무 오래 앉아 생활하지 않았는지, 무릎을 쪼그리고 일하진 않았는지, 허리를 구부린 자세로 걸어 다니진 않았는지 등의 생활 습관을 돌이켜 봐야 한다.

내가 지켜본 대부분 근골격계 통증은 나쁜 습관에서 비롯되었다. 목이 아픈 사람은 모니터가 오른쪽에 치우쳐 있어서 항상 고개를 돌리고 일했고, 손목이 아픈 사람은 손목을 꺾은 자세로 작업을 반복했다. 허리가 아픈 사람은 하루 8시간 이상 의자에 앉아서 컴퓨터를 다루었으며, 엉덩이가 아픈 사람은 다리를 꼬고 앉는 습관이 있었다. 이들 모두 나쁜 습관을 고치자, 통증이 해소됐다.

현재의 통증은 주사와 약으로 치료하지만, 미래 통증은 바른 자세와 운동으로 관리해야 한다. 병원에서 아무리 치료를 잘 받아도 나쁜 자세와 운동 부족 같은 습관 문제를 고치지 않으면 장기적으로 소용이 없다. 언젠가 나와 함께 방송에 출연했던 강남세브란스 재활의학과 박중현 교수님께서 예방의 중요성을 세숫대야에 비유해 설명한 적이 있는데 감탄이 나올 정도로 깊이 공감했다.

박 교수님의 설명은 이렇다. 습관을 바로잡지 않는 건 마치 세숫대야에서 넘치는 물을 행주로 닦아내는 것과 같다. 열린 수도꼭지를 잠그지 않는 한 넘치는 물은 막을 수 없는데 우리는 지금까지 수도꼭지를 잠그기보다 흘러내린 물을 닦아내는 데 급급했다. 통증의 근본 원인을 찾기보다는 어떻게 당장 통증을 없앨지에 대한 부분만 고민했던 것이다.

이제는 좀 더 근본적인 수도꼭지 잠그는 방법을 고민해야 한다. 흘러넘치는 물을 닦아내는 치료 시스템 이전에 물이 넘치지 않도록 하는 '예방 시스템'이 필요하다. 시스템은 제도에서 나오고 제도는 문화에서 비롯된다. 문화는 개념에서 나오고 개념은 교육에서 시작된다. 한 사람 한 사람이 질병을 예방하는 법, 즉 자세를 바르게 하고 제대로 운동하는 법을 배우면 문화가 생기고 제도가 바뀌고 시스템이 만들어진다.

요즘 반려동물을 키우는 사람들이 많다. 강아지가 평소 허겁지겁 잘 먹던 사료를 거부하면 주인은 '얘가 무슨 일이 있나? 어디 아픈 건 아닌가?' 하며 걱정하고 살핀다. 그런데 정작 주인은 제 몸을 돌보지 않는다. 몸이 망가져 심하게 아파야만 그제야 병원을 찾는다. 우리 몸도 반려동물처럼 아끼고 돌봐야 한다.

'내 목이 왜 아프지?', '내 어깨가 왜 뭉칠까?', '내 허리가 왜 뻐근할까?' 같은 불편감을 놓치지 말고 근본 원인을 살펴야 한다. '어제 내가 무엇을 했을까?', '지난 일주일 동안 어떤 자세를 오래 취했을까?'처럼 질문을 던지면 지금의 불편함이 아주 작은 습관에서 비롯되었음을 발견하게 될 것이다.

　습관은 나를 사랑하고 아끼는 마음에서 시작한다. 자기 자신을 사랑한다면 고민하지 말고 당장 자세를 바르게 하고 운동을 시작하자.

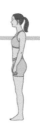

# 1장
# 내 자세는 얼마나 틀어져 있을까?

## 2장
# 바른 자세 트레이닝

# 3장
# 생존과 통증 딜레마를 해결하라 거북목

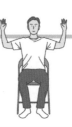

**4장**

# 움츠러든 날개를 펴라 어깨

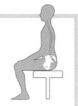

## 5장
# 바나나 곡선을 지켜라 허리

# 1장

# 내 자세는 얼마나 틀어져 있을까?

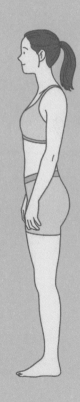

# 어제의 내가 오늘의 자세를 만든다

지금 내가 가진 자세는 오랜 습관과 환경에 적응한 결과다. 과거 어떤 '자극'을 받았는가에 따라 현재 자세가 결정되는 것이다. 자극은 몸 안에서 오는 내부 자극과 몸 밖에서 주어지는 외부 자극으로 나뉜다. 내부 자극은 생각, 기분, 감각처럼 몸 안에서 발생하는 모든 자극이다. 외부 자극은 환경, 사람, 사회적 실재(돈, 문화, 정치)와 같이 몸 밖에서 발생하는 모든 자극이다. 우리 뇌는 맥락에 따라 필요한 자극은 받아들이고, 필요하지 않은 자극은 무시한다. 그리고 받아들인 자극을 통합하여 상황에 맞게 적절한 자세를 취하도록 근육에 명령을 내린다.

### 내부 자극의 예

- 다음 날 있을 중요한 발표를 망칠 것만 같은 불안에 몸을 움츠린다. → **생각**
- 우수한 성적을 받아 기쁜 마음에 노래를 부르며 가슴을 편다. → **기분**

- 급한 볼일을 참기 위해 다리를 꼰다. → **감각**

**외부 자극의 예**

- 중요한 정보를 확인하기 위해 머리를 앞으로 내민다. → **환경**
- 싫어하는 사람과 같은 테이블에 앉게 되면 불편한 마음에 몸을 옆으로 돌린다. → **사람**
- 면접에서 다리를 모으고 바르게 앉는다. → **사회적 실재**

몸은 스스로 바른 자세와 나쁜 자세를 구분하지 않는다. 어떤 자세를 많이 취했는지에 따라 그 자세로 적응한다. 그 자세가 나에게 얼마나 필요한지는 중요하지 않다. 그저 반복되는 움직임에 물리적으로 신체 조직이 변화할 뿐이다.

매달 카드값 청구서가 날아오면 예상보다 큰 금액에 당황스러운 느낌이 든다. 하지만 사용 내역을 보면 실제로 내가 쓴 비용들이다. 내가 지금 취하고 있는 자세도 결국 내가 취했던 수많은 자세를 반복한 결과다. 그 자세를 많이 했기 때문에 지금 이 자세로 굳어진 것이다.

이런 의미에서 자세는 삶의 거울이다. 내 모습을 그대로 비춰주는 거울처럼 자세는 내 삶을 반영한다. 과거에 내가 했던 습관,

행동, 태도가 현재 자세로 나타나고, 그 자세는 미래에 내 몸이 어떻게 변해갈지 예측하는 단서가 된다. 과거에 잦은 스트레스로 구부정한 자세를 취했다면 그 결과가 굽은 등이다. 그리고 부수적으로 결림, 호흡 저하, 통증을 겪는다. 과거에서부터 현재까지 만들어진 나쁜 자세 습관을 고치지 않으면, 미래에는 척추 관절에 퇴행성 변화가 빠르게 일어난다. 나중엔 등을 펴고 싶어도 펴지 못하게 된다.

현대인에게 가장 많이 나타나는 나쁜 자세인 '거북목'도 마찬가지다. 거북목이 된 이유에는 여러 가지가 있다. 첫 번째로 모니터를 향해 머리를 앞으로 내민 결과다. 두 번째로 스트레스다. 급작스러운 스트레스 자극을 받으면 사람은 본능적으로 목에 있는 신경과 혈관을 보호하기 위해 목과 어깨 근육이 긴장하고 움츠린 자세를 취한다.

몸을 움직이지 않는 습관도 거북목의 주요 원인이다. 한 자세로만 오래 앉아서 생활하면 척추를 세우는 근육이 약해진다. 머리를 잡아주는 목 근육이 약해지면서 거북목 자세가 나타나는 것이다. 마지막으로 운동 편식이 있다. 평소 가슴 근육과 같이 몸 앞쪽에 있는 근육만 단련하면 굽은 어깨와 거북목이 유발된다. 근육은 서로 짝을 지어 균형 있게 관절을 잡아주는데, 한쪽 근육이 짧아지고 긴장하면 뼈가 그 방향으로 이동하면서 자세가 틀어지게 된다(여기서는 습관과 환경에 대해 말했지만 유전, 영양 등도 자세에 영향을 미친다).

만약 과거의 잘못된 생활 습관을 고치지 않으면, 거북목 자세는 더 심해진다. 시간이 흐르면서 목뼈 위치가 어긋나 일자목이 되거나 뒤로 곡선을 그리는 거꾸로 C자 모양이 된다(원래 목뼈는 앞으로 곡선을 그리는 C자에 가까워야 정상이다). 목의 움직임이 둔해지면 목디스크의 퇴행성 변화가 빠르게 일어난다. 어느 순간부터 통증이 내 삶을 집어 삼키기 시작한다. 마음이 우울해지고 의욕이 떨어진다. 통증보다 더 심각한 문제는 나쁜 자세로 몸이 굳어지는 것이다.

한 자세를 오래 유지하면 관절 주변이 딱딱해지고 근육과 힘줄이 경직된다. 몸을 반듯하게 펴고 싶어도 펴지지 않는 상태가 된다. 움직이는 것이 더 힘들어지고 자세는 더 나빠진다. 어깨 오십견이 전신에서 일어나는 것과 같이 스스로 몸을 회복하기 어려운 상태에 이른다. 이 상태를 자세 전문가들은 '몸이 나쁜 자세 감옥에 갇혔다'라고 표현한다. 나쁜 자세 감옥에 갇히는 순간,

내 몸은 더 이상 의지대로 자유롭게 움직이지 못한다. 찬장 위 접시를 꺼내고 싶어도 팔이 올라가지 않고, 등을 곧게 펴서 걷고 싶어도 등이 마음같이 펴지지 않는다. 결국 내 몸이 내 몸이 아니게 된다.

인체는 완벽하지 않다. 주변 환경과 생활 습관에 적응하는 과정에서 자신도 모르게 자세가 나빠진다. 일과 생활에 집중하면서 의도치 않게 근육과 관절이 쉽게 고장 난다. 고장 난 자세는 고치면 된다. 하지만 진짜 문제는 내 몸이 고장이 난 상태인지조차 모르는 것이다. 고장 난지 모르니 고칠 생각도 못하고 그저 시간만 흘러간다. 마치 자동차 엔진에서 기름이 새고 있는지도 모르고 운행하는 것과 같다. 이런 상태에서 계속 주행한다면 자칫 큰 사고로 이어질 수 있다. 정기적인 점검이 필요한 자동차처럼 우리 몸과 자세도 꾸준한 점검이 필요하다. 내 자세가 어떤 상태이며 어떤 점이 문제인지 깨닫지 못한다면, 우리는 스스로 나쁜 자세 감옥에 갇힐 수밖에 없다.

자세 분석은 내 몸이 어디가 고장 났는지, 고칠 부분은 없는지 점검하는 과정이다. 가장 먼저 자세 분석을 통해 어떤 근육이 어떻게 짧아졌는지, 관절은 제 위치에서 얼마나 벗어났는지 확인하

자. 그런 정보를 바탕으로 앞으로 고쳐야 할 자세 습관과 나에게 필요한 운동법을 찾아야 한다. 내 몸에 일어난 문제를 인정하고 아는 것. 이것을 자세 교정의 첫 단계인 '인지(認知)'라고 한다.

# 내 몸의 문제점 찾기

## 사진 찍기

자세 분석은 사진을 통해 확인하는 것이 가장 정확하다. 내 자세를 관찰하기 위해서는 두 장의 사진이 필요하다. 하나는 정면,

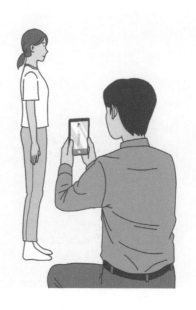

자세 사진 촬영하는 모습. 카메라 앵글을 배꼽 높이에 두고 수평으로 찍는 것이 중요하다.

나머지 하나는 옆면이다. 스마트폰 카메라 기능을 이용해 평소 내가 어떤 자세를 취하는지 찍어보자. 혼자일 경우 삼각대를 이용하고, 가족이나 친구와 함께 있는 경우 서로의 자세를 찍어주면 된다.

## 복장

사진을 통해 평소 나의 자세를 확인하려면 복장도 중요하다. 어떤 자세인지 알아볼 수 없을 정도로 헐렁한 옷은 되도록 피하는 것이 좋다. 몸의 윤곽을 확인할 수 있도록 반팔 티셔츠와 반바지를 입고 찍는 것이 가장 좋다. 이때 반바지 안에 티셔츠를 넣어 입도록 하자.

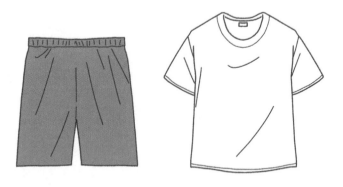

너무 헐렁하지 않은 일반적인 티셔츠와 반바지면 충분하다.

## 자세 사진 찍기 - 앞모습

1. 벽과 발뒤꿈치 사이에 주먹이 하나 들어갈 정도로 공간을 남기고 벽 앞에 선다. 이때 벽에 기대지 않아야 한다.
2. 제자리 걷기를 다섯 번 한 뒤 평소 모습대로 선다(흔히 버스 기다리는 자세라고 표현한다).
3. 카메라가 아닌 정면을 보고 자연스럽게 팔을 내린다.
4. 카메라 위치는 배꼽 높이에 맞게 수평, 수직을 맞추고 머리 위로 한 뼘, 발밑으로 한 뼘 정도 여유를 둔다. 카메라의 삼등분 분할 기능을 이용하면 편리하다.


## 자세 사진 찍기 - 옆모습

1. 왼쪽으로 90도 몸을 돌려 선다.
2. 오른쪽 어깨가 보이도록 한 뒤 양팔을 자연스럽게 내리고 편안하게 정면을 응시한다.
3. 카메라 위치는 앞모습을 촬영할 때와 마찬가지로 배꼽 높이에 맞춘다.

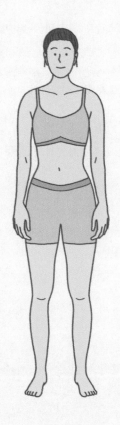

앞모습 자세 사진
전신이 잘 나오게 촬영한다.

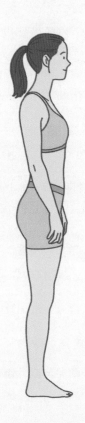

옆모습 자세 사진
몸의 오른쪽이 보이도록 찍는다.

# 대칭적인 자세와 비대칭적인 자세

이상적인 자세는 수직으로 꼿꼿하고 좌우가 대칭인 상태입니다. 하지만 좌우가 정확하게 대칭을 이루는 사람은 많지 않습니다. 생활 환경과 습관, 자주 사용하는 손의 방향, 직업적 특성에 따라 달라지지요. 일부 전문가들은 인간의 비대칭은 자연스러운 현상이라고 주장하며 자세 분석에 있어 굳이 대칭성을 강조할 필요가 없다고 이야기합니다. 하지만 동물에게 대칭성은 두 가지 측면에서 매우 중요한 요소입니다.

첫째, 목표한 사물이나 장소로 이동할 때 좌우 대칭성은 이동 효율을 높입니다. 이동 효율을 높이기 위해서는 직선거리를 이용해야 하죠. 이때 두 다리의 대칭성은 직선으로 이동할 수 있는 능력을 의미합니다. 만약 오른쪽 다리가 왼쪽 다리보다 길다면 구조적으로 회전하며 이동하게 됩니다. 직선으로 나가려면 뇌 신경계가 다리 길이 차이를 조정해야 하죠(흔히 조절계라고 합니다). 이런 조정 과정에서 불필요한 에너지가 사용됩니다. 사냥과 같이 경쟁적이고 긴박한 상황이라면 불필요한 에너지 소모는 생존 확률을 낮추는 원인이 됩니다. 인간 생존 조건에서 가장 중요한 역할을 했던 것이 오래 걷기, 오래달리기라는 점을 고려한다면 대칭적인 신체를 갖는 것은 상당한 이점으로 볼 수 있습니다.

둘째, 발생학적으로 신체는 대칭적으로 자랍니다. 작은 배아에서 성인 몸을 갖기까지 많은 발달 과정을 거치게 되는데, 이 과정에서 기본적으로 근골격계는 대칭으로 발달합니다. 신경의 좌우가 동일하게 발달하고 머리, 몸통, 팔다리가 좌우 똑같이 자랍니다. 일부 내장은 특수한 소화 기능을 위해 비대칭적인 모습을 하지만, 근육과 골격 그리고 신경은 생존을 위해 '앞으로' 움직여야 하기에 좌우가 똑같이 자랍니다. 이후에 오른손잡이, 왼손잡이처럼 기능이 분화되긴 하지만 기본 발생은 대칭입니다.

좌우가 비대칭인 사람은 걸을 때 다리의 길이 차이를 줄이기 위해 골반을 틀고 아치를 무너뜨리고 무릎을 변형시킵니다. 좌우가 대칭이라면 필요 없는 변형이죠. 이처럼 신체 대칭성은 모든 생물의 기본 조건이지만 환경과 습관에 따라 쉽게 무너지기에 이상적인 자세라고 표현하지요. 이상적이라는 말은 생각할 수 있는 범위 안에서 가장 완전하다고 여겨지는 것입니다. 즉, 현실적으로 완벽히 대칭적인 자세를 갖진 못하더라도 최대한 대칭적인 자세를 갖기 위해 노력해야 한다는 의미입니다. 제가 이 책에서 이야기하는 바른 자세도 이상적인 자세를 의미합니다만 일반적으로 바른, 좋은 자세라는 표현을 많이 사용하기 때문에 여러분의 이해를 돕기 위해 바른 자세라고 쓰도록 하겠습니다.

# 앞모습 자세 분석

작은 자나 종이 모서리 부분을 이용해서 사진 속 내 몸을 반으로 가려보자. 발과 발 사이에 모서리 부분을 맞추고 수직으로 곧은 선을 그리자. 로또 번호를 맞추듯 이 수직선에 맞게 각 신체 부위가 놓여 있는지 확인해 보자.

## 정중선

다음 그림에서 확인할 수 있듯 미간 가운데, 턱 가운데, 쇄골 가운데, 명치뼈, 배꼽, 골반 가운데(주로 바지 단추 부분), 무릎과 무릎 사이 가운데, 발과 발 사이 가운데를 통과하는 수직선을 정중선이라고 한다. 정중선은 몸의 중심을 통과하기 때문에 이상적인 자세는 이 선을 기준으로 데칼코마니처럼 몸이 좌우로 나뉜다.

정중선은 수직선을 그리는 것이 기본이다. 만약 그렇지 않고

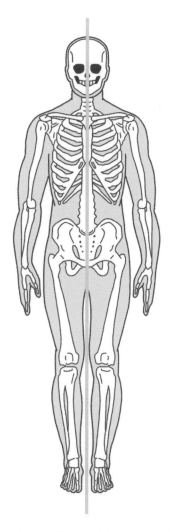

정중선은 이상적인 자세에서 몸 가운데를 통과한다.

정중선이 한쪽으로 기울어져 있거나 지그재그 선을 그린다면 자세가 틀어진 것이다.

상체가 한쪽으로 기울어져 있을 경우 평소 그 방향으로 기대는 습관이 있는지 돌이켜 보자. 의자에 앉을 때 한쪽 팔걸이에 기대고 앉으면 기대는 쪽으로 척추가 기울어진다. 다리 꼬는 습관도 관련이 있다. 다리를 꼬면 자연스럽게 몸이 한쪽으로 기울어지기 때문이다.

정중선이 기울어지는 수준에서 더 나빠지면 지그재그 선을 그린다. 미간 가운데는 왼쪽, 턱 가운데는 오른쪽, 배꼽은 왼쪽, 무릎과 무릎 사이 가운데는 오른쪽 같은 식이다. 몸이 한쪽으로 기울어지면 중심을 맞추기 위해 반대로 몸을 기울이기 때문에 발생하는 일이다. 이렇게 자세가 틀어지면 몸이 찌그러지면서 키가 줄어든다. 건강 검진을 받았는데 키가 줄어들고 있다면 내 자세도 나빠지고 있다고 볼 수 있다.

정중선이
틀어졌을 때
하면 좋은 운동

- 별 돌리기   *P.283*
- 별 기울이기   *P.282*
- 별 비틀기   *P.284*

## 귓불 높이

귓불 높이는 머리의 수평을 가늠하는 척도다. 귓불 높이는 좌우가 같아야 한다. 만약 귓불 높이가 다르다면 고개가 기울어져 있는 것이다. 목뼈가 틀어진 부분이 있거나 근육이 불균형한 상태거나 골반과 어깨가 틀어져 있을 가능성이 크다. 전화를 한쪽으로

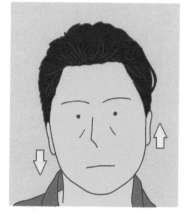

기울어진 고개. 왼쪽 귓불이 높고 오른쪽 귓불이 낮다(촬영 당사자 기준).

받으면서 일하진 않았는지, 다리를 한쪽으로 꼬는 습관이 있었는지, 짝다리를 짚은 것은 아닌지 생각해 보자. 어떤 경우든 몸의 비대칭성은 한 곳에서만 나타나지 않는다. 한 신체 부위의 비대칭성이 다른 부위도 비대칭적으로 만든다.

---

**귓불 높이가**
**다를 때**
**하면 좋은 운동**

- 숙였다 젖혔다 운동    *P.145*
- 도리도리 운동    *P.146*
- 갸우뚱갸우뚱 운동    *P.147*

## 어깨 높이

어깨 높이의 수평을 보자. 어깨 수평은 복장과 상관없이 언제 어디서든 확인할 수 있는 가장 간단한 자세 평가다. 오른쪽과 왼쪽의 어깨 높이가 같은가, 다른가? 앞서 말했듯이 이상적인 자세는 대칭성을 가진다.

하지만 완벽히 대칭인 사람은 극히 드물다. 오른손잡이는 오른쪽 어깨가 내려가는 경향이 있고, 왼손잡이는 왼쪽 어깨가 내려가는 경향이 있다. 만약 오른손잡이인데 오른쪽 어깨가 올라가 있다면, 척추가 한쪽으로 휘어 있거나 어깨를 올리는 위등세모근의 과한 긴장을 의심해 봐야 한다. 위등세모근의 과한 긴장은 전화기를

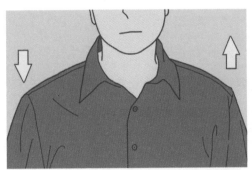

맞지 않은 어깨 수평. 오른쪽 어깨가 내려가고 왼쪽 어깨가 올라가 있다(촬영 당사자 기준). 상의 윗부분 봉제선이 보이는데 어깨와 등이 굽고 위등세모근이 긴장되어 있음을 나타낸다.

한쪽으로 받거나 무거운 가방을 한쪽으로 메면서 생긴다. 반대로 어깨를 내리는 등 근육인 광배근이 약하면 어깨가 올라가기도 한다. 많은 사람이 팔을 뒤로 당기거나 어딘가에 매달리는 일을 하지 않기 때문에 등 근육이 쉽게 약해진다.

**어깨 높이가**
**다를 때**
**하면 좋은 운동**

- 폼롤러 등 굴곡-신전 운동   *P.217*
- 흉추 회전 운동   *P.219*
- 천사 날개 운동   *P.222*

## 옷 주름

옷 주름은 몸통이 돌아간 방향과 기울어진 정도를 알 수 있는 아주 좋은 척도다. 나의 옷 주름이 어느 쪽으로 잡혀 있는지 살펴보자. 예를 들어 오른쪽 위에서 왼쪽 아래로 주름이 진다면 상체가 오른쪽을 향해서 돌아가 있는 것이다. 반대로 왼쪽 위에서 오른쪽 아래로 주름이 진다면 왼쪽을 향해서 돌아가 있는 것이다. 옷 주름이 대각선으로 잡혀 있는 사람은 평소에 몸을 한쪽 방향으로 많이 썼다는 뜻이다. 자주 사용하는 모니터가 가운데가 아닌 옆에 놓여 있다면 머리와 가슴이 그쪽을 향하게 되어 몸이 옆으로 돌아간다. 때론 작업물이 놓인 쪽으로 몸을 돌리기도 하고, 직장 상사처럼 일할 때 자주 대화를 나누는 사람의 방향으로 자세가 변형되기도 한다.

**몸통이 한쪽으로**　　－ 오픈북 운동　*P.154*
**돌아갔을 때**　　－ 흉추 회전 운동　*P.219*
**하면 좋은 운동**　　－ 별 비틀기　*P.284*

아래 그림처럼 옆구리 주름이 오른쪽은 많이 졌는데 왼쪽은 덜하다면 오른쪽 골반이 올라간 것이다. 골반이 올라가는 대부분의

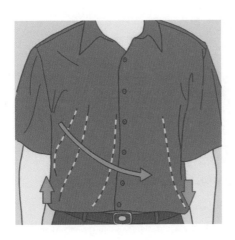

비대칭적인 옷 주름. 촬영 당사자 기준 오른쪽 옷을 보면 대각선으로 주름이 잡혔고 왼쪽보다 옆구리 쪽 주름이 더 많이 관찰된다. 몸통이 오른쪽에서 왼쪽으로 돌아가고 오른쪽 골반 높이가 높다는 뜻이다.

이유는 다리를 꼬는 습관 때문이다. 한쪽으로 다리를 꼬면 골반이 틀어지고 골반 옆에 붙어 있는 중둔근이 약해지면서 선 자세에서도 한쪽 골반이 올라간다.

| 한쪽 골반이<br>올라갔을 때<br>하면 좋은 운동 | - 브리지 P.277<br>- 무릎 사이드 플랭크 P.279<br>- 별 기울이기 P.282 |
| --- | --- |

어깨 앞에 옷 주름이 더 많이 잡힌다면 어깨가 굽었거나 팔뼈가 앞으로 나왔다는 뜻이다. 팔뼈가 안쪽으로 돌아가고 날개뼈가 척추에서 멀어졌거나 어깨 뒤쪽 조직이 경직되어 팔이 앞으로 밀려 있는 것이 원인이다. 평소 주름이 많이 잡힌 쪽 팔을 자주 앞으로 뻗진 않았는지 되돌아보자.

| 어깨가 앞으로<br>튀어나왔을 때<br>하면 좋은 운동 | - 천사 날개 운동 P.222<br>- 외회전 운동 P.224<br>- 슬리퍼 스트레칭 P.227 |
| --- | --- |

## 버클 위치

허리띠 버클이 가운데 있지 않고 한쪽으로 돌아가 있다면 바지가 돌아간 것이다. 바지가 돌아간 것은 골반이 틀어졌기 때문이다. 틀어진 골반은 다리 길이의 차이를 만든다. 대개 다리 길이가 긴 쪽에서 짧은 쪽으로 골반이 돌아가는 경향이 있다.

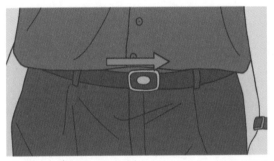

허리띠 버클이 촬영 당사자 기준 왼쪽으로 돌아가 있다. 골반이 오른쪽에서 왼쪽으로 돌아간 것을 의미한다.

## 바지 밑단 길이

바지의 밑단이 한쪽은 복숭아뼈까지 내려오고 한쪽은 복숭아뼈 위쪽으로 걸쳐 있는 경우를 종종 보게 된다. 바지는 양쪽 길이

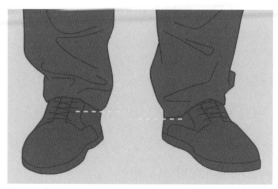

촬영 당사자 기준 왼쪽 바지 밑단이 더 길게 내려와 있다.

를 똑같이 재단하기 때문에 바지 밑단 길이가 다르다면 자세가
틀어져 있다는 것을 의미한다.

| 다리 길이가 다를 때 하면 좋은 운동 | - 브리지 P.277 |
| | - 무릎 사이드 플랭크 P.279 |
| | - 별 비틀기 P.284 |

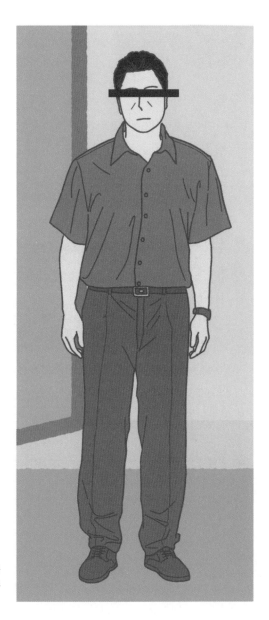

우리가 지금까지 살펴본 자세 분석 사례는 영화 <기생충> 포스터의 한 장면이었다.

# 자세의 변형

모든 자세는 구조적인 변형과 기능적인 변형으로 나뉩니다. 구조적인 변형에는 유전적 요인, 영양 결핍, 성장판으로 인한 변형 등이 있습니다. 구조적인 변형은 뼈 형태가 다르기 때문에 수술 외에 교정이 어렵습니다.

기능적인 변형은 우리가 일반적으로 생각하는 나쁜 자세 습관, 반복 작업에 의한 적응, 근감소증으로 인한 관절 불안정 등의 원인으로 일어납니다. 뼈 자체가 변형된 것이라기보다 뼈를 잡는 인대, 힘줄, 근육의 불균형 문제이기 때문에 운동, 마사지, 도수치료와 같은 방법으로 교정할 수 있습니다.

자세가 변형된 사람들의 경우 대부분 구조적인 변형과 기능적인 변형을 함께 가지고 있습니다. 특발성 척추측만증, O자 다리가 구조적인 변형이라 하더라도 추가적인 기능성 변형도 함께 발생합니다. 구조적인 변형의 문제를 병원에서 진단받았다 하더라도 포기하지 말고 운동과 바른 자세 습관 유지를 통해 기능적인 변형을 교정하려는 노력이 필요합니다.

# 당신의 척추는 안녕하십니까?

척추측만증은 키 성장은 물론이고 다양한 병증을 동반할 수 있기 때문에 조기에 발견하는 것이 중요하다. 척추측만증 자가 진단법으로 가장 많이 쓰이는 것은 아담스 포워드 벤딩 테스트(Adams forward bending test)다.

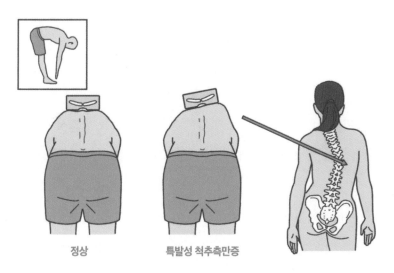

정상          특발성 척추측만증

몸을 숙인 자세에서 등의 한쪽이 튀어나왔다면 척추가 그 방향으로 볼록하게 휜 것이다.

## 척추측만증 자가 진단

양발을 모으고 정면을 향해 선 뒤 양손을 모으고 허리를 90도로 숙인 자세를 취한다. 이때 검사자는 등 뒤나 앞에서 등의 라인이 편평한지 아니면 한쪽이 튀어나와 있는지를 확인한다. 만약 한쪽 등이 볼록하게 튀어나와 있다면 척추가 휘어 있을 가능성이 있다. 척추측만계로 등의 기울기를 측정했을 때 5도 이상이 나오면 측만증을 강하게 의심해 보아야 한다(척추측만계가 없어도 스마트폰에서 '척추측만증'을 검색하면 관련 각도계 기능이 있는 애플리케이션을 쉽게 다운로드할 수 있다).

성장판이 닫힌 어른과 달리 성장판이 열려 있는 아이들은 그 정도에 따라 척추가 더 휠 가능성이 크다. 그러므로 척추측만증이 의심되는 아이들은 이른 시일 내에 병원에 가서 성장판이 열린 정도와 휘어진 각도에 따라 적합한 의학적 치료를 반드시 받아야 한다. 치료 방법에는 정기적인 관찰, 보조기 치료, 수술 등이 있다.

관찰은 척추측만증을 관리하는 가장 기본적인 방법으로 정기적으로 척추 휘어짐을 검사하는 것이다. 대개 6개월을 주기로 하지만 성장 속도에 따라 3개월에 한 번씩 하기도 한다. 이 관찰 기간은 환자가 임의로 판단하는 것이 아니라 병원 검사와 의사의 의학적 소견에 따르면 된다. 관찰을 통해 척추가 더 휘고 있진 않은지 확인하고, 그 결과에 따라 생활 습관 관리, 보조기 착용, 수술 여부 등을 결정한다.

보조기는 근육을 통해 스스로 척추 휘어짐을 막을 수 없을 때 착용한다. 24시간 착용하는 것이 원칙이며 교정이 아닌 척추가 더 휘어지는 것을 막는 것이 목적이다. 측만 각도가 일정 수준 이상 심해지면 아이는 자신도 모르게 몸을 비틀거나 옆으로 몸을 기대는 등의 나쁜 자세를 취하게 된다. 이 단계가 되면 부모가 아무리 잔소리해도 근육이 구조를 바로 잡을 수 없는 상태이기 때문에 아이 의지대로 자세를 고치기 어렵다. 보조기는 척추를 잡아주는 역할을 하기에 갑갑하더라도 성장기에 꼭 착용해야 한다.

수술은 이미 척추 휘어짐이 많이 진행되었거나 측만으로 인해 폐와 장기 압박으로 호흡 기능이 떨어지거나 일상생활에 큰 불편이 있을 때 실시한다. 수술을 한다고 해도 등 부위의 뻐근함, 척추 움직임 제한, 몸을 숙일 때 허리 디스크 부담 증가 등과 같은 후유증도 남을 수 있어 측만증 수술은 의사의 소견을 바탕으로 신중하게 결정해야 한다.

특발성 척추측만증의 경우 안타깝게도 현재까지 운동, 도수치료, 자세 습관 관리로 교정이 되었다는 연구는 없다. 성장판 자체가 다르게 자극받고 뼈의 형태가 구조적으로 변형되었기 때문에 근육이나 외부 힘으로 교정이 되지 않는다. 하지만 대부분의 구조적인 측만증에서 근육 불균형, 자세 이상과 같은 기능적인 측만증도 함께 나타나기 때문에 바른 자세를 유지하려는 습관을 갖는 것은 매우 중요하다. 특히 운동은 측만이 더 심해지는 것을 막고, 환자의 심리적 건강을 지키는 데 도움이 된다.

| 기능성 측만에 좋은 운동 | – 버드독 *P.278* | – 별 돌리기 *P.283* |
| | – 무릎 사이드 플랭크 *P.279* | – 별 비틀기 *P.284* |
| | – 별 기울이기 *P.282* | |

**더 알아보기**

## 누구의 잘못도 아닙니다

특발성 척추측만증은 이름에서 알 수 있듯 원인을 모른다는 뜻입니다. 따라서 치료 방법도 명확히 드러난 것이 없습니다. 관찰, 보조기, 수술 그리고 생활 습관 관리를 통해 더 휘지 않게 막는 것이 우선입니다. 상황이 이러니 측만증 진단을 받은 아이의 부모는 자책과 두려움이 앞서기도 합니다. 태교를 잘못해서 그런 것 같다는 부모도 보았고, 아이의 잘못된 습관을 미리 바로잡지 못했음을 자책하는 부모도 보았습니다.

하지만 특발성 척추측만증은 부모 혹은 아이의 잘못된 행동으로 발병되는 것이 아닙니다. 어떤 사람은 빨간색과 녹색의 특정 영역을 구분하는 시각세포가 없어 두 색깔을 명확히 구분하지 못합니다. 어떤 사람은 정강이뼈 길이가 달라 평생 짝다리로 걷습니다. 어떤 사람은 내성 발톱으로 평생 발톱을 관리하며 살아야 합니다. 제 이야기입니다. 특발성 척추측만증도 마찬가지입니다. 그저 운이 나쁘게 척추가 휘어지는 신체적 결함을 가지게 된 것뿐입니다.

척추측만증은 조기 발견이 가장 중요합니다. 발견 이후에는 관찰과 관리가 필요하고요. 그래서 개인 또는 가정이 대처할 수 있는 질병이 아닙니다. 학교에서 아이들의 척추 검사를 정기적으로 해야 하고, 측만이 의심되는 아이들이 최대한 의학적 진단을 빠르게 받을 수 있게 가까운 병원과 연계가 되어야 합니다. 아이들의 척추 발달을 도울 수 있도록 적절한 운동 시설이 갖추어져 있어야 하며, 측만증에 도움이 되는 운동을 지도할 수 있는 전문가도 있어야 합니다. 아이들에게 척추측만증에 대한 제대로된 교육이 이루어져 아이들 스스로 자신의 몸을 관리할 수 있게 도와야 하며, 지자체와 행정 당국은 측만증 관리와 관련한 보건 예산을 책정하고 필요 시 지원도 해야 합니다.

# 옆모습 자세 분석

옆모습 자세를 분석할 때 가장 기본적인 과정은 실에 추를 매달아 귓구멍에서부터 아래로 늘어뜨려 평가하는 것이다. 추가 떨어지는 방향은 중력이 당기는 방향이고 실은 중력선을 나타낸다. 이렇게 추와 실이 가리키는 선을 '추선'이라 부른다. 옆모습을 찍은 사진에 추선을 그은 뒤 귀, 어깨, 고관절, 무릎 등이 일직선에 잘 놓여 있는지 확인한다.

## 추선 확인

추선을 그었을 때 귓구멍-어깨 옆 가운데-바지 주머니 뒤 옆 봉제선(고관절)-무릎 옆 가운데-복숭아뼈 앞쪽이 수직선으로 통과하면 이상적인 자세다. 만약 추선이 앞으로 기울어졌거나 지그

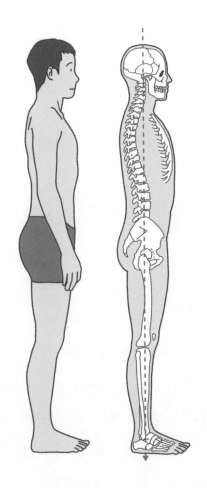

이상적인 자세에서 추선은 귀-어깨 가운데-고관절(주머니 뒤 옆 봉제선)-무릎 옆 가운데-복숭아뼈 앞쪽을 통과한다.

재그 선을 그리면 자세가 틀어진 것이다. 잘못된 자세는 굽은 등, 편평 등, 과신전, 후만 전만 등 크게 네 가지 형태로 나뉜다. 지금부터 각 자세에 대해 알아보고 나는 어떤 문제점을 갖고 있는지 점검해 보자.

추선이 틀어졌을 때
하면 좋은 운동
- 벽에서 스트레칭 보드 운동 *P.157*

## 굽은 등(SWAY BACK) 자세

굽은 등 자세는 골반을 앞으로 내밀고 등이 뒤로 굽어 있으며 머리를 앞으로 내민 거북목 형태다. 허리와 복부 근육을 쓰지 않고 고관절 앞쪽에 있는 인대를 걸쳐서 중심을 잡을 때 발생하며 지나치게 오래 앉아서 일하는 사람들에게 흔히 나타난다. 평소 등받이가 고정되지 않아 기대면 뒤로 쉽게 기울어지는 의자에 앉아 일하거나, 엉덩이를 의자 끝에 다 붙이지 않고 구부정하게 기대어 앉는 자세 습관이 대표적인 원인이다.

몸의 중심에서 각 신체 관절들이 앞뒤로 크게 벗어나 있는 것

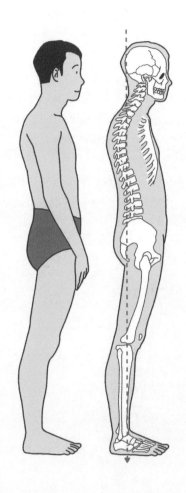

굽은 등 자세. 골반을 앞으로 내밀고 등이 뒤로 구부정한 모습이 특징이다.

이 특징이다. 벽에 몸을 기대고 머리, 등, 엉덩이를 붙여 척추를
바르게 세우는 연습을 자주 하는 것이 도움이 된다.

**굽은 등 자세에**
**좋은 운동**

- 나비 운동  *P.149*
- 폼롤러 등 굴곡-신전 운동  *P.217*
- 천사 날개 운동  *P.222*
- 드로우인 운동  *P.275*
- 브리지  *P.277*
- 엎드려서 하는 허리 신전 운동  *P.280*
- 벽에서 스트레칭 보드 운동  *P.157*

## 편평 등(FLAT-BACK) 자세

골반이 뒤로 기울어진 후방 경사 자세를 하고 있다. 허리와 등
을 만져보면 막대기처럼 일자로 펴져 있으며, 머리를 앞으로 내민
거북목 자세를 취하고 있다. 이 자세는 허리와 등에서부터 일자로
올라가다가 머리만 앞으로 나와 있어서 병따개 자세 또는 군대식
등이라고도 불린다.

등에서 목으로 연결되는 부위의 각도가 많이 꺾여 있어 목 디
스크의 위험성이 높다. 체중이 고르게 분산되지 못해 한 자세를

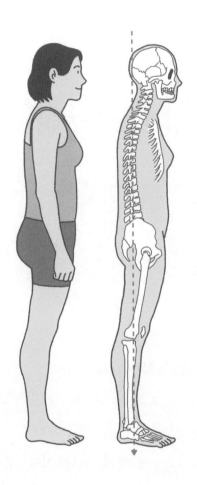

편평 등 자세. 등과 허리는 일자로 올라가다가 목만 거북목 자세를 하고 있다.

오래 유지하기 힘들기 때문에 전체적인 움직임의 양을 늘려주어야 한다. 움직임이 많은 취미생활을 만들어 신체 활동량을 늘리고, 오래 앉아서 일하는 경우 한 시간에 한 번씩은 꼭 일어나서 척추를 풀어주는 것이 좋다.

| 편평 등 자세에 좋은 운동 | - 나비 운동 *P.149* |
| | - 외회전 운동 *P.224* |
| | - 월 슬라이드 운동 *P.221* |
| | - 드로우인 운동 *P.275* |
| | - 브리지 *P.277* |
| | - 엎드려서 하는 허리 신전 운동 *P.280* |
| | - 벽에서 스트레칭 보드 운동 *P.157* |

## 과신전(HYPER ERECT) 자세

골반은 앞으로 기울어져 있고, 배를 내밀고 허리를 과하게 펴고 있다. 등은 일자등 또는 정상 자세를 가지고 있고, 목 역시 정상 자세를 가지고 있다. 가슴을 펴고 있어 마치 바른 자세를 하는 것처럼 보이지만, 실은 허리와 어깨를 지나치게 펴고 있는 상태로

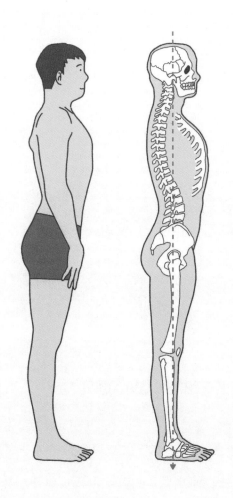

과신전 자세. 바른 자세처럼 보이지만 허리를 과하게 펴고 있다. 허리 곡선이 지나치게 크다는 의미로 과전만 자세로 부르기도 한다.

등과 허리가 쉽게 긴장되고 복근이 약해진다. 이미 허리를 젖히고 있기에 허리를 젖히는 동작을 어려워한다. 가만히 있어도 허리가 긴장되는 자세이므로 부분 윗몸일으키기와 같은 가벼운 복근 운동과 몸을 둥글게 말아 허리를 늘여주는 스트레칭을 주기적으로 해야 한다.

| 과신전 자세에 좋은 운동 | - 흉추 회전 운동 P.219<br>- 드로우인 운동 P.275<br>- 부분 윗몸일으키기 P.276<br>- 무릎 사이드 플랭크 P.279<br>- 브리지 P.277<br>- 벽에서 스트레칭 보드 운동 P.157 |
|---|---|

## 후만 전만(KYPHOSIS LORDOSIS) 자세

골반은 앞으로 기울어져 있고, 허리를 과하게 펴 배를 내밀고 있다. 등은 뒤로 굽어 있고 머리를 앞으로 내민 거북목 자세를 하고 있다. 이 자세는 하이힐을 즐겨 신는 여성에게 많이 나타난다. 평소 굽이 높은 신발을 신다가 신발을 벗으면 이런 자세가 나타

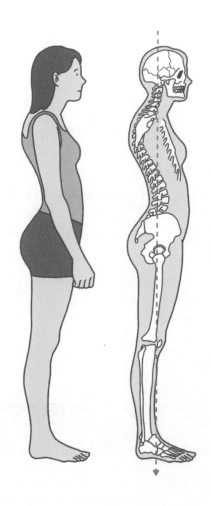

후만 전만 자세. 허리를 젖히고 등이 구부정하고 거북목 자세를 하고 있다.

나며, 다시 신발을 신으면 자세가 세워진다. 복부와 등 위쪽 근육이 약해지기 때문에 코어 운동을 통해 허리, 골반의 안정성을 높여야 한다.

**후만 전만 자세에 좋은 운동**

- 나비 운동 P.149
- 폼롤러 등 굴곡-신전 운동 P.217
- 천사 날개 운동 P.222
- 드로우인 운동 P.275
- 부분 윗몸일으키기 P.276
- 브리지 P.277
- 벽에서 스트레칭 보드 운동 P.157

더 알아보기

## 나쁜 자세의 공통점

앞서 살펴본 네 가지 나쁜 자세는 서로 틀어진 모습은 다르지만 두 가지 공통점을 가지고 있습니다.

첫째는 약한 코어 근육입니다. 엉덩이, 배, 허리, 호흡 근육으로 이루어진 코어가 약하면 관절을 잡는 힘이 약해져 관절과 인대로만 자세를 잡게 됩니다. 이 과정에서 한 부위가 틀어지고 억지로 중심을 잡기 위해 다른 부위가 이어서 틀어지는 연쇄작용이 일어납니다. 근육이 약하면 절대로 몸을 바르게 세울 수 없습니다. 옆모습에서 자세가 어떻게 틀어졌든 코어 운동은 필수로 해야 합니다.

둘째는 잘못된 척추 정렬입니다. 코어 운동을 통해 근육을 잡아도 척추가 틀어지면 바른 자세를 갖기 어렵습니다. 기둥 같은 곳에 척추를 가지런히 놓는 연습을 하거나, 폼롤러를 척추에 놓고 기대는 연습을 통해 척추를 바로 세울 필요가 있습니다.

자세 분석의 목적은 분석 자체에 있는 것이 아닙니다. 자세를 보는 눈썰미를 키우는 것입니다. 자세 분석법을 해보면 다른 사람의 자세가 보입니다. 길거리에 서 있는 사람들의 자세가 보이고 TV 출연자의 자세가 보이며 영화배우의 자세가 보입니다. 그들이 거북목을 하고 있고 어깨 높이가 다르며 옷 주름이 다르다는 게 보입니다. 이것은 분명 이전과 다른 세상입니다. 그들의 자세를 통해 내 자세를 돌아보는 것이 자세 분석의 진짜 목적입니다. 자세 분석을 통해 나와 다른 사람의 자세를 관찰하는 법을 배웠다면 이제 바른 자세를 연습할 차례입니다.

# 2장

# 바른 자세 트레이닝

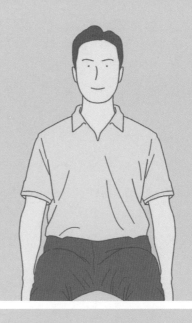

# 무작정 허리를 펴면 생기는 일

많은 사람이 건강을 위해 바른 자세가 필요하다고 말하지만, 막상 그 자세를 설명해 보라고 하면 정확하게 대답하지 못한다. 바른 자세에 대해 막연하게 알고 있는 것이다. 실제로 바른 자세를 잘못 취해서 오히려 허리가 아픈 분들을 자주 본다.

허리를 너무 젖히고 앉아서 허리가 당기고 아프다는 사람, 어깨를 너무 펴서 등을 조이고 있는 사람, 턱을 지나치게 당기고 있는 사람들은 나름 바른 자세로 습관을 고치려 했지만, 잘못된 방법 때문에 오히려 불편함을 느낀다.

자, 이제 여러분도 바른 자세를 해보자. 자세를 바르게 할 때 무엇을 기준으로 삼았냐고 물으면 아마 이렇게 답할 것이다.

"허리를 편다!"

"어깨를 편다!"

"가슴을 올린다!"

그런데 혹시 다음 그림과 같은 자세를 취하고 있지는 않은가?

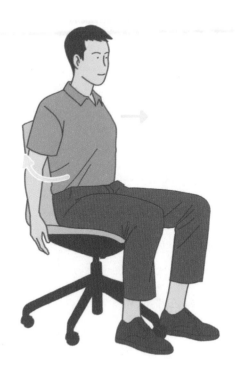

어깨를 과하게 편 자세. 바른 자세
를 하려다 오히려 머리가 앞으로
나오고 등, 허리가 긴장한다.

바른 자세를 잘못 취하면 나쁜 자세를 하는 것만 못하다. 오히려 몸이 긴장하여 바른 자세에 대한 나쁜 경험만 겪게 된다. 인체 구조를 바탕으로 바른 자세를 정확하게 이해하고 실천하는 것이 무엇보다 중요하다.

바른 자세를 취하는 기술적인 방법을 배우기에 앞서 자세 건강을 관통하는 다섯 가지 핵심 원칙을 살펴보자. 이 원칙을 미리 머

릿속에 넣어두고 바른 자세를 연습해야 일상에서 제대로 실천할
수 있다.


## 바른 자세를 만드는 5가지 원칙

### 1. 최소한의 긴장

어린 시절 쓰기 연습을 할 때 내 공책은 항상 다음 페이지가 글
씨 자국으로 눌려 있었다. 숙제 검사를 해주시던 담임 선생님께서
글씨 쓸 때 힘을 너무 많이 주고 있는 것 같다며 힘을 빼고 써보
라고 조언해 주셨다. 당장 힘을 빼고 써보니 충분히 글이 써지고
공책에 자국도 남지 않았다.

바른 자세도 마찬가지다. 불필요한 긴장이 있어서는 안 된다.
자세를 유지할 만큼만 최소한의 힘을 써야 한다. 차렷 자세는 겉
으로 보기에는 가지런해 보이지만 지나치게 힘이 많이 들어갈 수
밖에 없다. 이 상태를 지속하면 불필요한 긴장으로 근육에 피로가
쌓이고 관절에도 무리가 간다.

근육이 과한 힘으로 관절을 오래 잡고 있으면 관절에 실리는
압박으로 인해 조직에 순환이 잘 일어나지 않는다. 어떤 자세든

불필요한 힘을 주는 것은 금물이다. 운동을 처음 배우는 사람들은 어떤 동작을 하든 몸에 힘을 많이 준다. 하지만 숙련된 선수는 동작을 하는 데 딱 필요한 만큼만 힘을 준다. 자세도 마찬가지다. 처음에는 힘이 많이 들어가지만, 자세가 틀어지지 않는 범위 내에서 가볍게 힘을 빼는 연습이 필요하다.

## 2. 세우는 것이 아닌 쌓는 것

설악산 케이블카를 타기 전에 주변을 둘러보면 계곡을 건너는 다리 옆에 기이하게 돌이 세워져 있는 모습을 볼 수 있다. 아랫돌과 윗돌이 모서리 부분만 닿은 채 중심을 맞추고 있다. 살짝만 건드려도 금방 쓰러질 것 같지만 돌들은 생각보다 안정적으로 세워져 있다. 이런 돌들이 수십 개가 나란히 있는데 보면서도 신기할 따름이다.

엄밀히 말하면 이 돌들은 잘 세워져 있는 게 아니라 잘 쌓여 있는 것이다. '세우다'와 '쌓다'는 다르다. '세우다'는 숙여진 것을 힘을 주어 위를 향하여 일어서게 한다는 뜻이고 '쌓는다'는 물건을 차곡차곡 포개어 얹어서 구조물을 이룬다는 뜻이다.

자세에 있어서도 '몸을 세운다'는 것은 숙여진 몸을 일으키기 위해 근육에 힘을 준다는 느낌이 강하고, '몸을 쌓는다'는 것은 뼈와 관절을 포개어 몸을 얹어 놓는다는 느낌이 강하다. 미묘한 차이지만 '자세를 세워야지' 하고 생각하면 근육에 초점을 맞추게 되고, '자세를 쌓아야지' 하고 생각하면 뼈와 관절에 초점을 맞추게 된다. 자세를 잡을 때도 이 차이를 기억하면서 우리 몸 모든 관절이 상자라고 생각하고 중력 방향에 맞추어 쌓는 느낌으로 하는 것이 좋다. 이렇게 하면 근육에 불필요하게 들어갔던 힘이 자연스럽게 빠진다.

### 3. 오래가 아닌 자주

초등학생 때 월요일 아침이면 교장 선생님 훈화를 듣기 위해 운동장에 전교생이 나와 줄을 맞춰서 한 자세로 서 있어야 했다. 만약 줄에서 벗어나거나 자세가 삐딱하면 담임 선생님이 혼을 내셨다. 결국 꼼짝없이 교장 선생님 말씀이 끝날 때까지 같은 자세를 취해야만 했다. 이 시간은 매우 지루했고 힘들었다. 날씨가 더운 날이면 지쳐서 쓰러지는 아이도 있었다.

아무리 몸의 정렬이 가지런해도 한 자세를 오래 지속하는 것은 바람직하지 않다. 근육 입장에서 한 자세를 오래 취하면 그 자세를 유지하기 위해 특정 근육에 계속 힘을 주어야 한다. 아무리 작은 긴장이라도 오래 쌓이면 큰 피로가 된다. 한 자세를 오래 취하면 관절에 쌓이는 스트레스도 많아진다. 척추 디스크, 무릎 연골은 움직여야 물과 영양분을 공급받고 노폐물을 배출하는데, 아무리 바른 자세라도 한 자세를 오래 취하면 이런 순환이 일어나지 않아 연골들도 약해진다. 이런 관점에서 바른 자세는 오래 하는 것보다 조금씩 자주 하는 것이 좋다.

### 4. 상황에 따라 조금씩 다르게

일상에서 우리는 늘 다양한 상황과 마주친다. 근육과 관절을 보호하는 자세 역시 각 상황에 따라 조금씩 다르다. 오래 앉아서 일할 때는 허리 근육이 휴식을 취할 수 있도록 등받이를 110도 정도로 약간 기울여 기대어 앉는 자세가 좋다.

하지만 아무리 잘 기대어 앉아도 너무 오래 앉아 있으면 허리에 스트레스가 쌓인다. 이럴 때는 한 시간에 한 번씩 자리에서 일어나 허리에 쌓인 스트레스를 다리로 분산시켜야 한다.

서 있을 땐 다리를 벌려 중심을 잡고 배에 힘을 준 상태로 척추를 세우는 것이 바른 자세다. 하지만 걸을 땐 다리를 모으고 중심을 조금씩 이동하며 자연스럽게 몸을 움직이는 게 바른 자세다. 등받이가 없는 의자에 앉을 땐 몸을 수직으로 쌓듯이 자세를 잡는 게 바른 자세지만 운전할 때는 시트를 약간 뒤로 기울이고 양손으로 운전대를 잡고, 머리 받침대에 머리를 잘 기대는 게 바른 자세다.

바닥에 놓인 택배 상자를 들 땐 스쾃을 하듯이 반듯하게 몸을 세우는 게 좋지만 높은 찬장에서 그릇을 꺼낼 때는 배에 힘을 주고 목과 등, 허리를 자연스럽게 뒤로 젖혀야 한다. 이 때문에 인간공학에서는 작업 형태와 목적에 따라 '바른 자세', '나쁜 자세'가 아닌 상황에 맞는 '적절한 자세', 상황에 맞지 않는 '부적절한 자세'라고 부른다.

### 5. 움직이는 것이 가장 좋은 자세

인체는 거대한 다세포 집합체다. 움직임을 통해 생명 활동을 이어간다. 인체 세포를 현미경으로 들여다보면 활발하게 움직이는 것을 볼 수 있다. 세포는 살아 있는 조직이다. 그 자체로 박동성을 가진다. 움직이지 않는 것은 살아 있는 것이 아니다. 특히 근육 세포는 움직임을 통해 끊임없이 수축하고 이완한다. 움직이지 않으면 혈액순환이 되지 않아 머리가 멍해지고 소화도 잘 되지 않는다.

이뿐만 아니다. 허리 디스크와 같은 연골 세포도 수분과 영양분을 공급받지 못한다. 피부 탄력과 뇌 신경 세포의 활동도 줄어든다. 바른 자세가 한 자세로 가만히 있는 것처럼 보이지만 실제로는 이 자세를 유지하기 위해 많은 신경과 근육 세포의 떨림이 있다. 술에 만취한 사람은 중심을 잡지 못하고 비틀거린다. 알코올 때문에 자세를 조절하는 뇌 기능이 떨어지기 때문이다.

평소 정적으로 보이는 모든 자세도 실제로는 이런 떨림이 잘 조절되는 동적인 행위다. 우리는 움직이는 존재다. 신체 건강에 있어서 바른 자세를 잘 취하는 것 못지않게 자주 움직이고 활동적인 생활 습관을 갖는 게 중요한 이유다.


## 바른 자세 5종 트레이닝

이제 본격적으로 바른 자세를 배워볼 차례다. 바른 자세를 왜 해야 하는지 묻는다면 단연코 수백 가지 나쁜 자세를 예방하기 위해서라고 말할 수 있다. 한 가지 바른 자세를 익히면 나머지 나쁜 자세를 빠르게 고칠 수 있다.

앞서 말했듯이 상황에 따라 적절한 자세는 매우 다양하지만, 여기서 다룰 바른 자세는 지구의 중력과 인간의 직립보행이라는 큰 틀에서 취해야 할 올바른 기본 자세를 뜻한다. 중력을 효과적으로 활용하고 몸을 수직으로 잘 쌓는 방법을 배울 것이다.

우리가 배울 다섯 가지 바른 자세는 바르게 앉기, 바르게 서기, 바르게 물건 들기, 바르게 자기, 바르게 걷기다. 이 자세를 잘 익히면 내가 갖고 있던 잘못된 자세도 올바르게 고쳐나갈 수 있다.

# 바르게 앉기

   바른 자세를 처음 연습해 보면 불편한 느낌이 든다. 괜히 근육에 힘이 잔뜩 들어가고 자세도 어색하게 느껴진다. 너무 걱정하지 말자. 우리 몸은 새로운 자세에 쉽게 적응한다. 매일 5분씩 꾸준히 연습하면, 시간이 흐르면서 바른 자세도 점점 익숙해진다.

   이제 바르게 앉기를 연습해 보자. 다른 자세보다 이 자세를 먼저 연습하는 이유는 척추에 온전히 집중할 수 있기 때문이다. 척추는 우리 몸의 중심축으로 척추 자세를 반듯하게 해야 다른 자세로 응용할 수 있다.

## 1단계: 좌골 앉기

   의자 끝에 앉아서 허리를 가볍게 세운다. 그런 다음 엉덩이를 한쪽씩 번갈아 들면서 의자 방석에 닿아 있는 쪽 엉덩이를 비벼

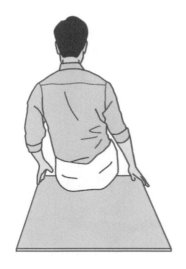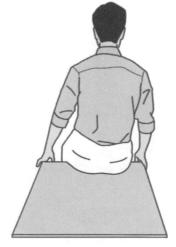

보자. 이때 엉덩이 안쪽의 뭉툭한 뼈가 느껴질 것이다. 이 뼈는 좌골인데, 앉아 있을 때 발 역할을 한다. 반대쪽도 같은 방법으로 실시한다. 만약 엉덩이 안쪽의 뼈가 잘 안 느껴진다면 손을 엉덩이에 깔고 앉아 비벼보도록 하자. 양쪽 엉덩이의 뼈를 느끼며 체중을 반으로 분산시켜 가지런히 앉는다.

옆에서 보았을 때 구부정해진 허리를 펴면서 엉치뼈 위쪽(허리띠가 걸쳐진 부분)을 손으로 살짝 밀어보자. 그러면 골반이 앞으로 기울어진다. 대부분 소파에 앉으면 허리를 뒤로 기대는 자세를 취

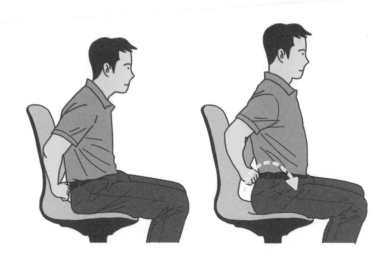

골반 앞으로 기울여서 세우기.

하는데 이렇게 골반을 뒤로 기울이기보다는 약간 앞으로 당겨 앉
는 것이 좋다. 이렇게 하면 좌골 앞쪽이 의자 바닥에 놓이면서 마
치 걸터앉는 느낌이 든다. 이때 허벅지 뒤쪽이 당겨지는데 엉덩이
를 살짝 떼었다가 다시 앉으면 당김이 사라진다.

# 우리 몸의 터 닦기

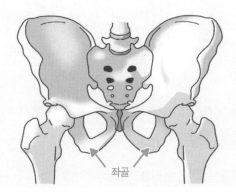

좌골

집을 지을 때 가장 중요한 과정이 '터 닦기'입니다. 터 닦기는 집이 들어설 자리를 평탄하게 고르고 다지는 공정 과정입니다. 터를 튼튼하고 고르게 닦아야 튼튼한 집을 올릴 수 있습니다.

자세도 마찬가지입니다. 몸을 바르게 세우려면 터에 해당하는 골반을 고르게 해야 합니다. 만약 다리를 꼬고 앉는다면 터가 기울어진 상태에서 집을 짓는 것과 같습니다. 터가 불안정한 상태에서 올린 집 기둥이 비틀어지고 벽에 쉽게 금이 가듯 인체도 골반이 잘 세워지지 않으면 목, 허리에 불균형한 스트레스가 가해집니다. 한쪽 허리가 아프거나 한쪽 목, 어깨가 뻐근하면 다리를 꼬고 앉는 습관이 있는지 살펴봅시다.

## 2단계: 허리 펼 때 배 힘주기

바른 허리는 바나나 하나가 들어가 있는 것처럼 안쪽으로 곡선을 그려야 한다. 허리를 잘 펴면 허리 가운데는 안으로 들어가고 양옆의 근육은 튀어나온다. 그래서 하나의 계곡처럼 골이 느껴지는 것이 바른 자세다. 그런데 허리를 최대한 많이 펴는 게 좋은 것인지 아니면 약간만 펴는 게 좋은 것인지 심지어 그 약간의 기준은 무엇인지 헷갈린다. 이를 해결하는 좋은 방법이 있다.

주먹을 쥐고 새끼손가락을 아래로, 엄지손가락을 위로 향하도록 편다. 하와이에선 이것을 샤카 사인(Shaka sign)이라고 한다. 다이버들이 물속에서 말을 하지 못해 손으로 이런 모양을 만들고 흔들며 안부를 묻곤 했다. 이 샤카 사인을 이용하면 좀 더 쉽게 허리 펴는 방법을 연습할 수 있다.

자 이제 새끼손가락을 배꼽에, 엄지손가락을 명치 끝에 붙여보자. 이 손이 의미하는 것은 무엇일까? 복부 근육의 길이다. 몸을 앞으로 구부려 보자. 그러면 엄지와 새끼의 거리가 가까워지고 손이 찌그러지는 것을 확인할 수 있다. 복부 쪽 옷 주름도 많이 생긴다. 복부 근육이 짧아진 것이다. 복부 근육이 짧아지면 허리는 뒤로 구부정해진다. 반대쪽 손으로 허리를 만져보면 허리뼈가 뒤로 뾰족하게 튀어나온다. 허리 디스크가 뒤로 밀리기 쉬운 자세다. 조금씩 허리를 펴다 보면 바나나 곡선이 만들어진다. 그러면서 복부에 놓은 손 길이가 점점 길어진다. 손이 모두 펴진 상태에서 허리를 더 펴면 어떻게 될까? 손끝에서 명치가 떨어지기 시작한다. 그러면서 허리가 과하게 뒤로 젖혀진다. 허리뼈 뒤쪽 관절끼리 맞부딪히고 관절의 압박이 커지는 자세다. 건강한 허리 근육을 만드는 자세는 손 길이만큼 허리를 펴고 골이 느껴지는 상태다.

복부 근육 길이를 조절하였다면 이젠 배에 힘을 줘보자. 배꼽

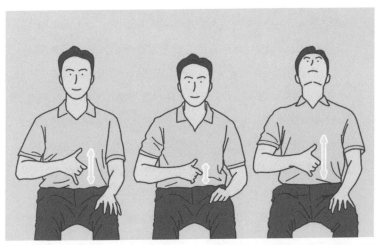

샤카 사인으로 허리 적당히 펴기. 왼쪽부터 바른 자세일 때 정상 복근 길이, 구부정한 자세일 때 짧아지는 복근 길이, 지나치게 허리를 편 자세일 때 길어지는 복근 길이.

아래에 지퍼가 있다고 상상하고 지퍼를 끌어올리는 느낌으로 내쉬는 호흡에 배에 힘을 준다. 장기를 몸 안쪽으로 당겨 잡아주는 느낌이 나야 한다. 꽉 끼는 바지를 입을 때 허리를 잘록하게 하기 위해 숨을 내쉬면서 아랫배에 힘을 주는 것과 같은 요령으로 하면 된다.

더 알아보기

## 호흡으로 잡는 복대 근육

복근은 배곧은근(복직근), 배속빗근(내복사근), 배바깥빗근(외복사근), 배가로근(복횡근)으로 나뉩니다. 배곧은근, 배속빗근, 배바깥빗근은 갈비뼈와 골반을 연결하는 세로 근육입니다. 배가로근은 독특하게 몸 깊숙한 곳에서 몸통을 가로로 연결합니다. 이 근육은 배꼽 주변에서 허리 뒤쪽까지 복대처럼 이어지지요. 배가로근이 하는 역할은 복압을 높이고 다른 근육을 하나로 묶는 것입니다. 빨대 100개를 세운다고 가정할 때, 그냥 세우는 것보다 가운데에 고무줄을 한 번 묶어주면 안정성이 높아집니다. 또 고무줄 한 개보다는 열 개가 더 튼튼하게 빨대를 세울 수 있습니다. 배가로근의 역할은 빨대를 묶는 고무줄과 같습니다. 내쉬는 호흡에 아랫배에 힘을 주고 허리를 잘록하게 하면 배가로근이 수축하는데 이때 배곧은근, 배속빗근, 배바깥빗근, 허리와 등으로 이어지는 여러 코어 근육들을 근막으로 끌어당깁니다. 어떤 자세, 어떤 운동이든 배가로근은 동작 이전에 먼저 수축하며, 허리를 안정적으로 잡아줍니다.

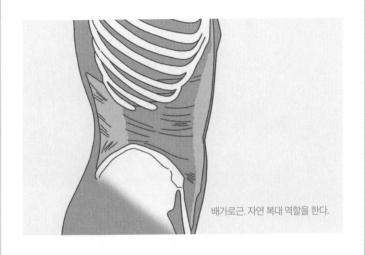

배가로근. 자연 복대 역할을 한다.

### 3단계: 옷 주름만 다림질한 듯이 어깨 펴기

어깨를 펴는 가장 나쁜 방법과 가장 좋은 방법이 있다. 가장 나쁜 방법은 어깨를 옆으로만 펴는 것이다. 가장 좋은 방법은 키를 크게 하면서 펴는 것이다. 어깨는 날개뼈를 통해 척추와 연결되어 있다. 등이 구부러지면 날개뼈는 위, 그리고 앞으로 이동하고 등이 펴지면 아래와 뒤로 이동한다. 등이 구부러진 상태에서 어깨

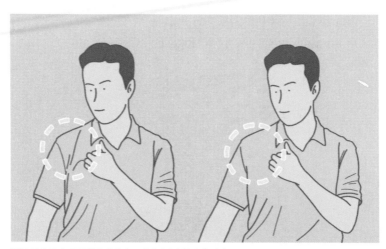

바른 어깨 펴기. 옷 주름만 없앤다고 생각하면서 살짝만 펴자.

를 옆으로만 펴면 잘못된 자세에서 또 다른 잘못된 자세를 만드
는 꼴이 된다. 어깨를 펼 땐 키를 크게 한다는 생각으로 등을 펴야
자연스럽게 어깨가 펴진다. 이때 많은 사람이 어깨를 과도하게 젖
히는데, 그럴 필요는 없다. 어깨 앞쪽 옷 주름이 펴질 정도만 해도
충분하다.

어깨를 펼 때는 날개뼈를 엉덩이 가운데 쪽으로 향하도록 내리
고, 좌우 귀와 어깨 사이 거리가 멀어지도록 옆으로 늘여주는 게
좋다. 머리와 어깨 좌우를 각 꼭지점으로 하는 삼각형을 그린 뒤
삼각형이 확장하는 느낌으로 자세를 취하는 것이다. 엘리베이터
와 엘리베이터 추를 상상하는 방법도 좋다. 머리를 엘리베이터, 어

깨를 엘리베이터 추라고 상상하고 엘리베이터(머리)는 위로 올리고 엘리베이터 추(어깨)는 아래로 내려보자. 스트레스를 받거나 긴장된 상황에선 머리는 내려오고 어깨가 으쓱한 느낌의 자세를 취하게 된다. 바른 어깨 자세는 이런 스트레스 상황과 반대로 자세를 잡으면 된다.

## '어깨 펴!' 잔소리의 의미

초등학교에 가보면 종종 어깨를 뒤로 과하게 젖힌 자세를 취한 아이들을 볼 수 있습니다. 이 아이들에게 물어보면 100이면 100 모두 집에서 어른들이 '어깨 펴!'라는 잔소리를 한다고 하지요. 아이들이 구부정한 자세를 하고 있다가 어른들이 어깨 펴라고 잔소리를 하면 깜짝 놀라 어깨만 뒤로 젖힙니다. 등은 여전히 구부러져 있는데 어깨만 펴다 보니 어정쩡한 자세가 되고 마는 것이죠. 문제는 이 자세가 바른 자세라고 착각하고 성장한다는 것입니다. 바른 자세를 정확히 알지 못하는 어른들은 아이들이 어깨를 과하게 펴면 칭찬해 주는데, 이 과정에서 아이들의 나쁜 자세는 더욱 강화됩니다. 어른들 중에서도 이런 자세를 가진 사람이 많이 관찰되는데 대부분 어린 시절부터 어깨를 펴라는 이야기를 많이 들었다고 합니다. 한 번 굳어진 자세를 성인이 된 이후에 고치는 것은 쉽지 않기 때문에 어렸을 때부터 바른 자세가 무엇인지 정확하게 알고 익히는 것이 무엇보다 중요합니다. 정확한 자세를 설명하기 어렵다면, 어깨 펴라는 잔소리 대신 "키 크게"로 바꿔보세요. 키가 커지는 느낌으로 몸을 바로 세우기만 해도 자세는 훨씬 좋아집니다.

## 4단계: 목뒤를 늘여 키 크게 하기

배에 힘을 주고 허리를 잘 폈다면 이젠 척추를 늘여 숨은 키를 키워보자. 먼저 정수리 위 1cm 지점에 손을 두고, 비어 있는 공간을 채우는 느낌으로 몸을 늘이자. 마치 키를 잴 때 머리끝을 천장 방향으로 향하게 하는 느낌과 같다. 아이들의 정수리에 손바닥을 붙였다가 살짝 띄운 뒤 "키 크게!"를 외치면 아이들도 쉽고 재미있게 바른 자세를 배울 수 있다.

이때 턱을 너무 위로 들거나 반대로 너무 숙이지 않도록 주의하자. 옆에서 보았을 때 코를 제외한 얼굴면이 수직이 되어야 한다. 머리의 수평은 목뼈 1번을 중심으로 맞춘다. 양쪽 검지손가락으로 귓불 뒤 아래 목 옆에서 움푹 들어간 부분을 눌러보자. 뭔가 딱딱한 게 만져지면서 잘 들어가지 않는 지점이 있을 것이다. 이 자리가

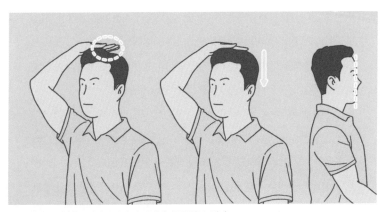

키 크게 하는 법. 얼굴 면이 수직이 된 상태에서 뒷목을 늘린다.

목뼈 1번 옆돌기다. 목뼈는 머리를 떠받치는 뼈다. 이 목뼈 1번 옆돌기에 검지손가락을 대고 앞에서 보았을 때 검지손가락이 수평이 되도록 머리의 중심을 맞춘다. 좀 더 쉽게 하는 방법은 앞에서 거울을 보았을 때 좌우 귓불 높이를 같게 맞추는 것이다.

### 더 알아보기

## 목뼈 1번

목뼈 1번은 아틀라스라는 별명을 가지고 있습니다. 그리스 로마 신화에 나오는 지구를 떠받치는 아틀라스와 같이 머리를 떠받친다고 해서 붙여진 별명이지요. 목뼈 1번은 목뼈 2번 가운데서 기둥처럼 올라온 뼈에 고리처럼 연결되어 있으며 목뼈 1번과 2번 사이에는 디스크가 없습니다. 그래서 척추에서 가장 움직임이 많은 관절이며 머리를 떠받침과 동시에 회전, 기울임 등 머리 움직임을 부드럽게 만들어줍니다.

그만큼 이 부위는 다른 목 관절보다 안정성이 떨어져 틀어지는 경우가 종종 발생합니다. 목뼈 1번이 틀어지면 그 사이로 지나는 신경과 혈관, 뇌척추액의 흐름이 나빠지고 두통과 목 통증의 원인이 됩니다. 목뼈 1번은 매우 섬세한 관절로 강하게 힘을 주어 자극하거나 스트레칭을 과하게 하면 더 틀어지거나 인대가 늘어나 안정성이 떨어질 수 있습니다. 이 부위를 지나치게 자극하기보다는 최대한 목을 아껴서 다루고 머리의 수평, 수직을 유지하며 자세를 바르게 하는 노력이 필요합니다.

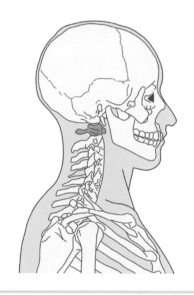

머리를 받치고 있는 목뼈 1번.
목뼈 1번과 2번 사이에 디스크가
없어 유연성은 높지만 안정성이
떨어진다.

## 5단계: 몸에 불필요한 힘을 5% 빼기

이제 마지막이다. 5단계는 바른 자세를 완성하는 데 있어서 가장 중요하다고 볼 수 있다. 자세가 틀어지지 않는 범위 안에서 내쉬는 호흡에 5%만 몸에 힘을 빼보자. 몸에 힘을 살짝 빼면 골반 위에 허리, 허리 위에 등, 등 위에 목, 목 위에 머리가 탁, 탁, 탁, 탁 얹어지는 느낌이 난다. 이때 자세가 살짝 흐트러지더라도 신경 쓰지 말자. 바른 자세의 핵심 원칙은 절대 긴장하지 않는 것이다.

많은 사람이 바른 자세를 하면 허리가 아프고 등이 결린다고 호소한다. 지속 가능한 바른 자세를 위해 중요한 것이 바로 5% 힘을 빼는 일이다. 이 상태는 내가 언제든지 움직일 수 있는 자세를 의미한다. 과하게 긴장된 자세는 시멘트처럼 몸을 굳게 만들지만 최소한의 긴장만 유지하는 자세는 언제든 몸을 편안하게 움직일 수 있어 자세를 바르게 유지하는 데 도움이 된다.

다음 그림에서 보는 것처럼 쌓듯이 바른 자세를 만들었다면 머리 위에 작은 책을 올려보자. 모든 행위는 목적의식이 있어야 한다. 단순히 돌탑 쌓듯이 자세를 취하기보다 머리 위에 책을 올리고 연습하면 책을 떨어뜨리지 않겠다는 목적의식이 생긴다. 책의

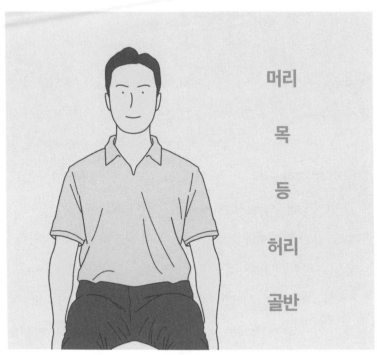

머리

목

등

허리

골반

내쉬는 호흡에 5% 긴장 풀기. 골반-허리-등-목-머리를 돌탑 쌓듯이 쌓아보자.

무게 중심을 찾아 몸의 중심과 일치시키려고 노력하자. 머리 위에 책을 올리고 앉은 자세, 선 자세, 제자리 걷기, 거실 한 바퀴 돌아오기와 같은 미션을 주면 아이들도 신나서 경쟁하듯이 바른 자세를 연습한다.

# 모델이 책을
# 머리 위에 올리는 이유

운동은 근육을 쓰며 몸을 움직이는 행위입니다. 근육을 쓴다는 것은 곧 에너지를 쓰는 일이지요. 불필요한 에너지 낭비를 없애기 위해 운동은 특별한 목적을 가지고 있습니다. 연필을 잡기 위해 팔을 뻗는 것, 지하철을 타기 위해 계단을 내려가는 것, 텃밭에 물을 주기 위해 양동이에 물을 받아오는 것 등등 인체는 운동 과정에서도 에너지를 절약하기 위해 노력합니다. 목적을 달성하기 위해 가장 효율적인 움직임 경로와 근육 긴장 상태를 찾는 것인데 이런 효율성의 핵심은 반복입니다. 반복을 통해 에너지를 절약할 수 있는 가장 적절한 자세, 운동 패턴을 학습하는 것이지요.

모델이 책을 머리 위에 올리고 자세를 반복해서 연습하는 이유도 이와 같습니다. 바른 자세는 키를 크게 하고 척추를 세우는 것입니다. 모델들에게 머리 위에 올린 책을 떨어뜨리지 말고 걸으라는 과제를 주면, 자연스럽게 목적 의식이 생깁니다. 책은 이 과정에서 척추 상태와 내 몸의 균형 상태를 느낄 수 있는 좋은 도구가 되지요. 이렇게 반복해서 워킹 연습을 하면 책이 떨어지지 않게 자세를 잡으려고 더 노력하게 되고, 이 과정에서 걸을 때 몸에 중심을 잡는 효율적인 방식을 익히게 됩니다.

# 바르게 서기

바른 자세의 목적은 궁극적으로 전신의 균형이다. 그렇기 때문에 바르게 서는 연습은 바르게 앉기만큼 중요하다.

바르게 설 때의 핵심은 하체를 바르게 하는 것이다. 하체가 불안정해지면 상체의 자세는 쉽게 틀어질 수 있다. 하체의 자세를 먼저 잡은 다음 바르게 앉기와 동일하게 상체 자세를 만들어가는 요령으로 실시하자.

## 1단계 : 인체 주춧돌, 발 세우기

발을 딛고 설 때는 발의 삼각지점을 고르게 바닥에 놓아야 한다. 발의 삼각지점은 엄지발가락 아래 발볼, 새끼발가락 아래 발볼, 뒤꿈치 가운데다. 이 세 지점을 바닥에 잘 놓은 다음 발 안쪽을 약간 올리듯 들어준다. 발바닥이 손이라고 가정한다면 손바닥

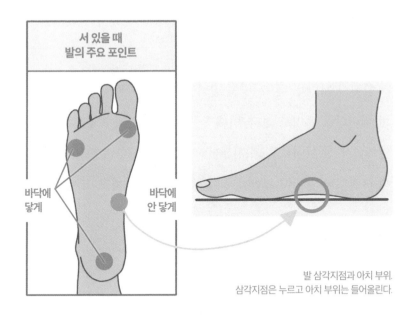

바닥에
닿게

바닥에
안 닿게

발 삼각지점과 아치 부위.
삼각지점은 누르고 아치 부위는 들어올린다.

을 오므리는 느낌처럼 발바닥을 오므리는 것이다. 이때 엄지발가락과 발 삼각지점이 떨어지지 않는 것이 포인트다. 몸을 오른쪽, 왼쪽으로 움직이면서 체중의 압력이 왼쪽 발과 오른쪽 발에 각각 50%씩 실리도록 하자. 이번엔 몸을 앞쪽, 뒤쪽으로 움직여보고 체중의 압력을 느끼면서 발 앞볼 쪽에 50%, 뒤꿈치 쪽에 50%가 분산되도록 하자. 이렇게 해서 좌우앞뒤 체중이 양발에 고르게 분산되도록 선다.

## 2단계 : 다리 11자로 가지런히 서기

　앞에서 보았을 때 두 발을 살짝 바깥쪽으로 향한 상태에서 골반 너비만큼 벌리고 선다. 이때 두 번째 발가락과 무릎 중앙 골반 앞쪽의 가장 튀어나온 뼈(전상장골극)가 일자가 되도록 서자. 그런 다음 발바닥 압력이 골반까지 이어지는 것을 느껴보자. 이때 체중

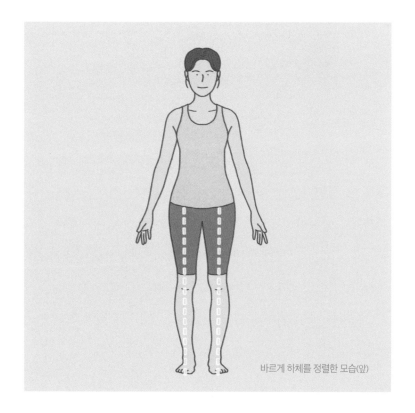

바르게 하체를 정렬한 모습(앞)

이 두 다리로 고르게 분산되어야 한다. 바르게 앉기에서 좌골을 중심으로 몸을 세웠다면 바르게 서기는 다리를 중심으로 자세를 잡는 것이기 때문에 하체의 균형이 중요하다.

## 서서 일하면 건강해질까?

바르게 앉은 상태에서 허리 아래쪽에 실리는 하중을 140이라고 가정해 봅시다. 그렇다면 바르게 몸을 세웠을 때 허리에 실리는 하중은 몇이 될까? 정답은 100입니다(Nachemson, 1966). 앉을 때보다 적은 부담이 실리지요. 그렇다면 나머지 40은 어디로 갔을까요? 다리로 분산되었습니다. 앉아 있을 때는 허리에 대부분 하중이 쌓이고 일어서면 일부가 골반을 거쳐 다리로 내려가기 때문입니다.

스탠딩 데스크는 이런 원리에서 생긴 책상입니다. 너무 오래 앉아서만 일하면 허리에 부담이 되니 잠깐씩 일어서서 다리로 체중을 분산하라는 것이지요. 하지만 스탠딩 데스크도 장기간 사용하면 발과 무릎 쪽으로 내려가는 체중 부담 때문에 하체가 피곤해집니다. 선 자세, 앉은 자세를 교대로 취하는 것이 허리와 다리 건강 모두에게 좋습니다. 지하철에서도 마찬가지입니다. 가능하다면 앉은 자세와 선 자세를 번갈아 취하는 것이 좋습니다.

## 3단계 : 적당히 무릎 펴기

바르게 선 자세에서 무릎에 과하게 힘을 주는 사람이 있는데 이는 옳은 자세가 아니다. 긴장을 풀고 선 뒤 무릎을 펴되 끝에서 살짝 구부리자. 영어로 'Slighted Bending'이라고 표현하는데, 실제로 구부린다기보다는 무릎을 다 폈다가 약간 힘을 뺀 상태라고

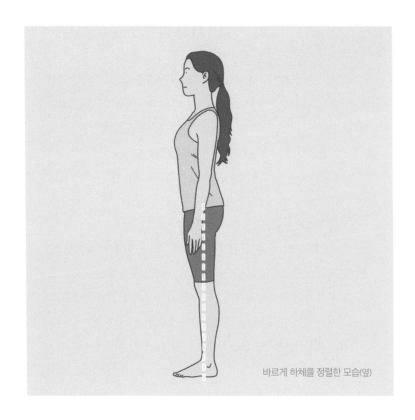

바르게 하체를 정렬한 모습(옆)

보는 것이 정확하다. 힘을 주어 무릎을 억지로 펴면 허벅지 근육이 긴장하고 관절이 압박받는다. 무릎에 약간 힘을 빼는 것은 언제든지 움직일 수 있도록 관절을 열어두는 것이다. 옆에서 보았을 때 무릎의 정렬은 복숭아뼈 앞쪽, 엉덩이 관절(주머니 옆 봉제선 라인에 튀어나온 허벅지뼈 기준)과 수직으로 놓는다.

**더 알아보기**

## 관절을 열고 닫는다?

운동을 배우면서 이런 말을 한번쯤 들어보셨을 겁니다.
"고관절을 여세요!"
"어깨를 닫으세요!"
이게 도대체 무슨 말일까요? 관절은 움직이기도 하고 고정되기도 하는데 관절을 서로 잘 맞물리게 하고 근육으로 힘을 주어 관절을 잡고 있는 상태를 닫는다고 표현합니다. 반대로 관절을 서로 벌리고 근육에 힘을 빼어 관절을 놓아주고 있는 상태를 연다고 표현하지요.
척추는 뒤로 젖힐 때 관절이 맞물리며 조이는 상태가 되고 앞으로 숙이면 관절 맞물림이 풀어지는 상태가 됩니다. 허리를 젖히면 관절을 닫는 것이고 허리를 숙이면 관절을 여는 것이지요.
고관절은 다리를 뒤로 보낼 때 닫는 것, 다리를 앞으로 보낼 때 여는 것입니다. 무릎과 팔꿈치는 최대한 펼 때 관절이 맞물리며 조이는 상태가 되므로 닫는 것이 되고, 조금이라도 구부리면 관절이 풀리면서 여는 것이 됩니다. 바르게 서기에서 무릎을 살짝 구부리라는 것은 마치 문을 완전히 다 닫은 것은 아니고 살짝 틈이 보이게 열어둔 정도라고 보면 됩니다. 언제든지 무릎을 구부리고 움직일 수 있는 상태를 유지하면서 체중을 잘 버티는 정도로 자세를 취하는 것이지요.

## 4단계 : 골반 세우기

옆에서 보았을 때 골반은 허리띠 기준 수평에 가까운 것이 좋은 자세다. 여성은 신체 특성상 10도 정도 앞으로 더 기울어져 있다. 골반 앞에 손바닥을 펴서 엄지손가락끼리 맞물리고 검지손가락끼리 맞물려 뒤집어진 삼각형을 만들어보자. 이 면의 각도가 골반의 기울어짐을 의미한다. 이 면이 수직이 되는 자세가 골반을 세운 자세다. 만약 꼬리뼈가 안으로 말려 들어가면 이 면이 배꼽 쪽으로 향하게 된다. 이를 후방 경사 자세라고 한다. 반대로 허리를 너무 젖히듯이 펴면 이 면이 바닥을 향하게 된다. 이 자세를 전방 경사 자세라고 한다. 둘 모두 좋은 자세라고 볼 수 없다. 골

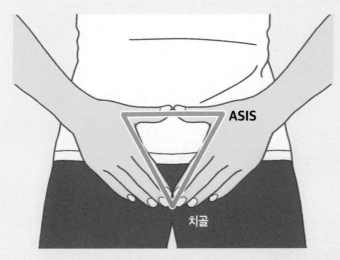

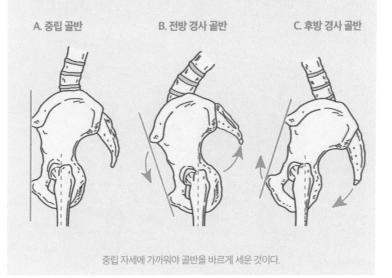

ASIS

치골

골반 앞쪽에서 역삼각형 그리기

A. 중립 골반                    B. 전방 경사 골반                    C. 후방 경사 골반

중립 자세에 가까워야 골반을 바르게 세운 것이다.

반 앞면이 수직으로 잘 세워지도록 앞 허벅지, 엉덩이, 복부, 허리에 힘을 주자. 골반을 옆에서 보았을 때 골반이 몸통과 무릎 사이에 수직으로 잘 놓여져 있어야 한다. 골반이 앞으로 나가거나 뒤로 빠지면 허리 관절에 부담이 될 수 있다. 골반을 상자라고 생각하고 무릎-골반-몸통 상자가 중력 방향에 맞게 가지런히 쌓이도록 자세를 취하자.

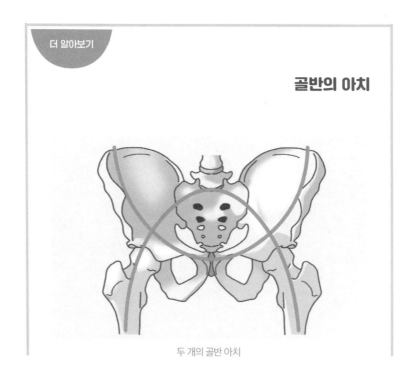

두 개의 골반 아치

골반은 상체와 하체를 연결하는 중요한 부위입니다. 보행 해부학에서도 골반을 상체로 분류하기도 하고 하체로 분류하기도 합니다. 그만큼 골반은 상체를 떠받치고 하체로 체중을 분산하는 중요한 신체 부위입니다. 골반을 앞에서 보았을 때 두 개의 아치 모양을 확인할 수 있는데 두 다리를 기둥으로 하여 엉치뼈로 이어지는 것과 장골능에서 치골 결합으로 내려오는 것이지요. 이 두 아치 구조는 힘의 방향이 서로 충돌하지 않습니다. 상체의 무게를 버티는 아치는 엉치뼈가 쐐기돌 역할을 하여 골반 뒤쪽에 힘이 집중되고, 하체로부터 올라오는 충격을 버티는 아치는 치골 결합이 쐐기돌 역할을 하여 골반 앞쪽에 힘이 집중됩니다. 하지만 만약 다리를 한쪽으로 오래 꼬고 앉아 골반의 좌우가 틀어지면 어떻게 될까요? 쐐기돌 역할을 하는 엉치뼈 위치가 틀어집니다. 결국 이 두 아치 구조가 무너지고 힘이 잘 분산되지 못하죠. 엉치뼈 관절이 벌어지고 염증이 생기면서 골반과 허리, 허벅지 부위에 통증이 생기는데 이것을 엉치뼈 관절(천장관절) 통증이라고 부릅니다.

지금까지 바르게 설 때 하체의 중심을 잡는 방법에 대해 알아보았다. 허리, 어깨, 목의 자세는 바르게 앉기와 동일하다. 그대로 정수리까지 올라가서 마지막 5% 힘 빼기까지 연결해 보자.

# 바르게 물건 들기

    물건을 들 때는 척추가 움직이는 불안정한 상태에서 체중 이상의 무게가 허리에 실린다. 그러므로 자칫 잘못된 자세를 취하게 되면 허리 통증이 유발되기 쉽다. 특히 많은 사람이 무릎과 고관절을 사용하지 않고 허리만 구부리거나 허리를 비트는 경우가 많

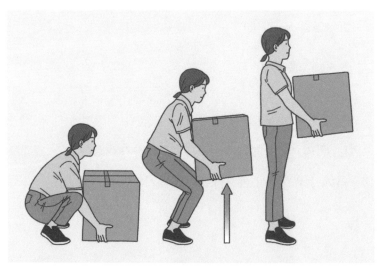

물건을 드는 바른 자세. 무게를 가늠하고 허리를 펴고 몸에 가깝게 물건을 든다.

은데 이런 습관은 척추 건강에 위험하다. 물건을 들 때는 아래의
네 가지 원칙을 지키도록 하자.

첫째, 물건을 들기 전에 살짝 밀어보면서 물건의 무게를 가늠
한다. 모든 운동은 예측을 바탕으로 한다. 물건의 무게를 가늠하
면 허리 근육에 얼마나 힘을 주어야 하는지, 팔과 어깨에 어떻게
힘을 써야 하는지 미리 예측할 수 있다. 물건의 무게를 가늠하지
못한 상태로 갑자기 무거운 물건을 들면 허리 근육이 스스로를
보호하려고 큰 힘을 주면서 부상을 입기도 한다.

둘째, 허리를 펴고 배에 힘을 준 상태에서 물건을 잡는다. 허리
를 펴야 근육이 허리뼈를 잘 잡아준다. 허리를 잘 펴는 요령은 바
르게 앉기, 서기에서 배웠던 샤카 사인을 이용해 보자. 만약 손이
움츠러든다면 허리가 구부정한 것이다. 허리 자세를 잘 유지하면
서 물건을 들기 전에 내쉬는 호흡에 아랫배에 힘을 주자. 이렇게
물건을 들기 전 배에 힘주는 연습을 하면 몸에 자연스러운 움직
임 패턴이 생겨 나중에는 물건을 들 때마다 배에 힘을 주게 된다.
가볍게 배에 힘주는 습관만으로도 코어 근육이 안정화되어 허리
부상을 막을 수 있다.

셋째, 들려고 하는 물건을 최대한 몸에 가깝게 붙여 들어 올린다. 물건이 몸에서 멀어지면 같은 무게라도 무겁게 느껴진다. 물건을 몸에 얼마나 붙여야 하는지는 팔꿈치를 기준으로 쉽게 판단할 수 있다. 팔꿈치가 몸통에 붙어 있다면 적절한 자세, 팔꿈치가 몸에서 멀어져 있다면 부적절한 자세가 된다.

넷째, 물건을 들어 방향을 바꿀 때는 다리로 몸 전체를 돌려 방향을 바꾼다. 이때 허리를 비틀지 않는 것이 중요하다. 일을 쉽게 하기 위해 한쪽 바닥에 놓은 물건을 들어서 허리를 비틀어 반대쪽으로 넘기는 경우가 많다. 이런 행동은 건강한 사람에게도 금물이다. 평소 허리 근육이 약한 사람은 물건을 비틀어 내리고 올리는 과정에서 추간판 탈출증이 발생할 수 있으니 특히 주의해야 한다.

**더 알아보기**

# 디스크가 비트는 움직임에 약한 이유

디스크 조직은 수핵과 섬유륜으로 되어 있습니다. 수핵은 디스크 안쪽에 위치한 물을 많이 포함하는 단단한 젤리 같은 조직입니다. 수분이 많

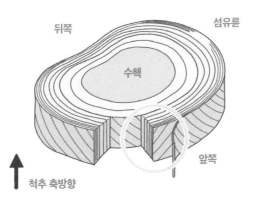

디스크 구조

이 포함되어 있기 때문에 척추가 벌어지고 눌릴 때 충격을 흡수하는 역할을 하지요. 수핵 바깥쪽은 단단한 연골 형태의 섬유륜으로 둘러싸여 있습니다. 섬유륜은 수핵을 겹겹이 둘러 가며 보호하는데 그 조직을 자세히 들여다보면 안쪽, 바깥쪽 섬유륜이 서로 반대 방향으로 교차하며 대각선 형태로 결이 나 있는 것을 알 수 있습니다. 전체로 보면 X자 형태를 그리는데 디스크에 실리는 수직, 수평적인 충격에 잘 견딜 수 있는 구조입니다. 하지만 이 구조가 한 가지 힘에 대해선 잘 버티지 못하는데 바로 비트는 자세입니다. 바른 자세에서는 관절의 구조도 안정적이고 근육도 관절을 잘 잡아주기 때문에 큰 문제가 없지만 무거운 물건을 든 상태에서 허리를 구부리고 몸을 비틀면 자칫 비트는 방향 반대쪽 디스크 손상을 일으킬 수 있습니다(Veres, 2011).

# 바르게 자기

　바른 수면 자세의 원칙은 누워 있는 상태에서도 척추를 바르게 놓는 것이다. 잘 때는 척추가 눕혀져 있기 때문에 앉아 있거나 서 있을 때처럼 중력의 영향을 많이 받진 않는다. 하지만 척추 안으로 지나다니는 뇌척수액, 신경과 혈액은 자세에 따라 흐름의 영향을 받기 때문에 잘 때도 척추를 바르게 유지하는 것이 좋다.

　특히 뇌척수액은 두개골과 척추 안쪽으로 흐르며 자는 동안 뇌를 청소하고 영양을 공급하는데 만약 자는 자세가 좋지 않으면

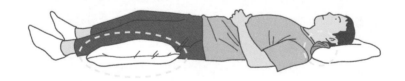

바로 누웠을 때 좋은 자세. 목뒤에 수건, 무릎 뒤에 베개를 받치면 목과 허리가 편해진다.

뇌척수액 흐름이 나빠져 수면의 질이 떨어질 수 있다. 척추를 가지런히 하여 바로 눕거나 옆으로 누운 자세가 올바른 수면 자세다. 엎드리거나 움츠리는 자세는 좋지 않다.

베개 높이는 수면 자세에 있어 가장 중요한 요소다. 베개가 너무 높거나 낮으면 목 통증이 생길 수 있다. 그러므로 적당한 높이의 베개를 사용하는 것이 좋은데, 일반적으로 6~9cm가 좋다고 알려져 있다. 하지만 사람에 따라 머리 크기와 형태, 목의 길이가 다르기 때문에 베개를 베고 똑바로 누웠을 때 얼굴 각도가 바닥

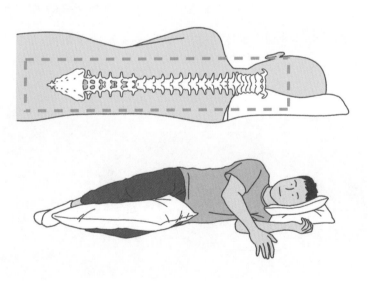

옆으로 누웠을 때 좋은 자세. 목과 등이 일직선이 되도록 베개 높이를 높이고 무릎 사이에 쿠션을 끼운다.

과 평행하게 유지되는 것이 좋다.

베개의 강도 역시 사람에 따라 다르지만 지나치게 푹신하거나 단단한 것보다는 적당한 수준의 강도가 목을 편하게 한다. 베개가 두툼한 경우 목뒤 공간이 많이 생기면서 일자목을 유발하는 경우가 있는데 이럴 때 목뒤에 수건을 받치면 일자목 자세를 예방할수 있다. 허리가 불편한 사람은 무릎 뒤에 베개를 받쳐서 무릎이 구부러지게 하자. 허리 근육이 이완되면서 편하게 잠을 청할 수 있다.

옆으로 누워 잘 때 베개의 높이는 자신의 어깨 폭만큼 높아져야 한다. 따라서 옆으로 잘 때는 평소 사용하던 베개 위에 보조 베

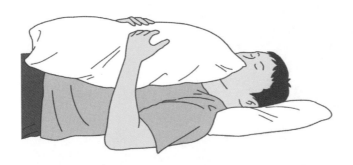

엎드려 자는 자세를 피하는 법. 베개를 무겁게 하여 가슴에 올려놓는다.

개를 덧대어 사용하거나 반을 접어 높이를 맞춰준다. 핵심은 뒤에서 보았을 때 목과 등이 일직선으로 놓이는 것이다. 이렇게 하면 아침에 일어났을 때 목이 결리거나 어깨 관절의 찌릿한 통증을 예방하는 데 도움이 된다.

엎드려 자는 자세는 목을 90도로 비틀기 때문에 추천하지 않는다. 엎드린 자세를 선호하는 사람 중 심리적으로 편안함을 느낀다고 말하는 경우가 많은데, 베개 안에 모래주머니나 무거운 책을 넣어 가슴에 끌어안고 자보자. 바로 누운 자세에서도 심리적 편안함을 느낄 수 있다.

# 바르게 걷기

　걷기 운동은 신체 대부분 근육을 사용해 부드러운 척추 움직임을 만들기 때문에 자세를 교정하는 좋은 방법이다. 그러므로 지금까지 바르게 앉기, 서기, 물건 들기, 자기를 연습했다면 마지막으로 바르게 걷는 요령을 터득하여 바른 자세를 완성해 보자.

　걸을 때도 척추 세우기는 기본이다. 허리를 곧게 펴고 아랫배에 힘을 준다. 뒷목을 늘여 키를 크게 하고 어깨를 편하게 내린 뒤 긴장을 풀어 팔과 어깨를 흔들고 다리를 움직일 수 있는 상태를 유지한다. 척추가 세워지지 않고 앞으로 구부정하거나 뒤로 젖혀진 상태가 되면 몸의 부드러운 회전이 일어나지 않고 보폭이 줄어들며 팔의 움직임이 부자연스러워진다. 바르게 걷기의 핵심은 첫째도 척추 세우기, 둘째도 척추 세우기, 셋째도 척추 세우기임을 명심하자.

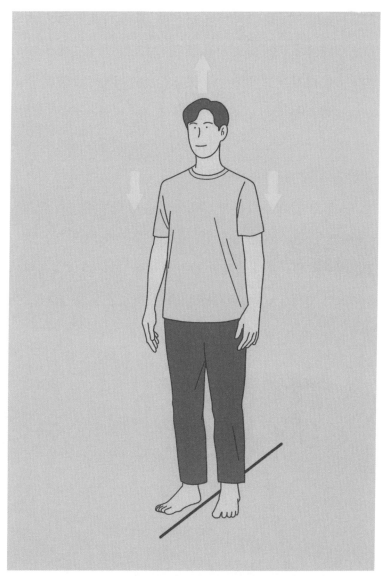

모든 걷기의 기본은 척추 세우기다. 배를 집어넣고 어깨를 내리고 키를 크게 하자.

척추를 잘 세웠다면 이번엔 발과 발 사이 가로 간격(보행 간격)을 골반보다 좁게 하고 서로 포개어지지 않을 정도로 놓는다. 걷기는 두 다리가 교차하며 내 몸이 앞으로 나가도록 하는 움직임이다. 한 발로 중심을 잡은 상태에서 나머지 발이 앞으로 나가는데 이때 중심을 잘 잡기 위해 몸의 무게 중심과 가깝게 놓여야 한다. 만약 발과 발 사이 가로 간격이 너무 넓어 골반보다 벌어진다면 한 발을 들었을 때 중심을 맞추기 위해 몸을 한쪽으로 기울이게 된다. 이러면 걸을 때마다 몸이 좌우로 크게 흔들린다. 보행 간격을 골반보다 좁히면 걸을 때 이런 몸의 좌우 흔들림이 줄어들고, 중심을 잡기 위해 불필요한 에너지 쓰는 일을 막을 수 있다.

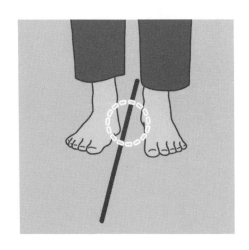

걸을 때 발과 발 사이 가로 너비는 주먹 하나 세워서 들어갈 정도로 골반보다 좁게 한다.

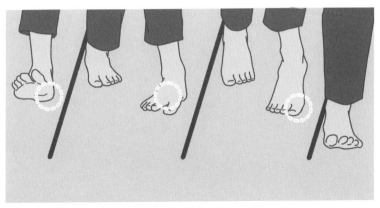

뒤꿈치 가운데, 발 가운데, 엄지발가락 순서로 굴리듯이 딛는 연습을 한다.

척추도 세웠고 보행 간격도 알맞게 조정했다면 이제 보폭을 넓혀 활기차게 걸으면 된다. 다리를 앞으로 뻗을 때 무릎을 펴고 평소보다 10cm 보폭을 늘린다. 간혹 보폭을 과하게 늘리는 사람이 있는데 이런 경우 오히려 보행 효율은 떨어지고 관절에 부담이 된다.

늘어난 보폭에 맞추어 팔을 앞뒤로 더 크게 흔들자. 팔은 다리의 움직임에 맞추어 중심을 잡는 역할을 한다. 팔을 흔들지 않고 걸으면 몸통 교차 움직임이 일어나지 않아 균형을 잡기 위해 몸에 힘을 더 주게 된다. 발이 땅에 닿을 땐 뒤꿈치 가운데, 발 가운데, 엄지발가락 쪽으로 체중을 이동시키며 굴리듯이 걷는다. 이렇게 발에서 세 번의 터치가 일어나야 족저근막염, 아킬레스건염과

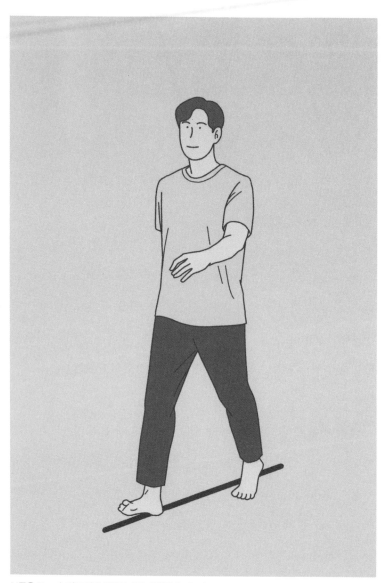

보폭을 10cm 늘리고 팔을 앞뒤로 흔들며 힘차게 걷는다.

같은 질환을 예방할 수 있다.

좋은 걷기 자세는 튼튼한 코어과 엉덩이 근육에서 나온다. 평소 브리지, 버드독, 플랭크와 같이 허리, 골반을 단련하는 근력 운동을 통해 걸을 때 근육이 내 몸을 잘 잡을 수 있게 해야 한다.

걷기 운동만 하면 걸은 만큼만 근육이 발달한다. 그것도 대부분 하체 근육에 해당하는 이야기다. 그러므로 걷기 운동과 더불어 상체 근육을 단련하는 근력 운동이 꼭 병행되어야 하며, 하체 역시 무거운 무게로 다리를 밀거나 무릎을 펴는 운동을 추가해 근육량을 늘리는 것이 필요하다.

# 3장

# 생존과
# 통증 딜레마를
# 해결하라

거북목

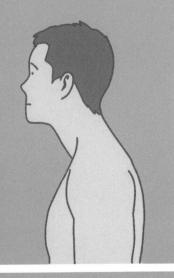

# 스마트폰 때문이라는 착각

길거리를 오가는 사람들의 자세를 관찰하면 가장 많이 보이는 나쁜 자세가 거북목이다. 대부분의 사람이 걷거나 대중교통을 이용할 때 스마트폰을 본다. 이로 인해 스마트폰이 거북목의 원인으로 지목되기도 한다. 하지만 나는 이 말에 100% 동의하지 않는다.

내가 본격적으로 자세를 공부하기 시작하던 2000년도 중반에는 스마트폰이 없었다. 당시 지하철에는 무료 신문을 보는 사람이 대부분이었다. 출근길 지하철역 앞에 신문들이 쌓여 있었는데 직장인들은 그것을 한 부씩 들고 타면서 출근길의 무료함을 달래곤 했다. 당시 무가지를 보는 사람들의 자세는 지금보다 더 구부정했으면 구부정했지 결코 좋지 않았다. 내 기억에 고개를 숙여서 신문을 보다가 목을 만지고 뒤로 젖히는 사람들이 많았다. 자세에 대해 공부하던 때였기에 이런 행동들이 눈에 들어왔고 사람들의 목이 아프다는 것을 직감할 수 있었다.

심지어 80년 전 사람들도 거북목 자세로 고생했다는 자료가 있

나. 1947년도라고 표기된 옛날 영국 정부에서 만든 바른 자세 교육 영상(https://www.youtube.com/watch?v=cw8gjXKqON8, Proper Posture 1947, markdcatlin 채널)을 보면 컴퓨터도 없고 스마트폰도 없지만 자세 문제를 심각하게 다루고 있는 모습을 볼 수 있다.

흑백 화면 속 한 직장인이 책상 앞에서 일하고 있다. 책상 위에는 컴퓨터도 스마트폰도 없다. 그는 목을 숙인 자세로 바닥에 서류를 놓고 펜으로 글을 쓰고 있다. 그러다 곧바로 사람이 애니메이션으로 바뀌면서 나쁜 자세를 했을 때 몸에서 일어나는 문제점을 보여준다.

호흡량이 줄어들고 통증이 생기고 뼈가 틀어지는 모습은 자세를 바르게 했을 때 호흡량이 늘어나고 통증이 줄어들고 뼈가 반듯해지는 모습으로 바뀐다. 다시 말하지만 무려 1947년 영상이다! 이 영상을 통해 거북목이 단순히 스마트폰 문제가 아님을 알 수 있다.

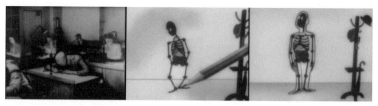

1947년 영국 정부에서 바른 자세 캠페인 영상. 책상에 디지털기기가 없던 시절이다.

그렇다면 거북목의 원인은 무엇일까? 거북목의 본질은 '데이터'다. 갑자기 웬 IT 용어인가 싶겠지만 거북목은 '데이터 수렵 채집 활동'에서 생겨난 인체 적응 때문에 생겼다. 좀 더 직관적으로 말해 우리는 먹고살아야 한다. 만약 우리가 구석기 시대처럼 자연에 있고, 생존해야 하는 상황이라면, 반드시 먼저 해야 할 일이 수렵, 채집 활동이다.

그때는 농사도 짓지 않았고 마트도 없었고 새벽 배송 시스템도 없었다. 먹고살기 위해 새벽에 사바나 어느 들판에서 사자가 갓 잡은 싱싱한 영양을 목숨 걸고 달려가 뺏어와야 했으며, 항상 사냥에 성공할 수 없으니 땅속에 있는 야생 뿌리 식물을 캐와야 했다. 먹을 게 풍족한 가을이면 움집 근처에 있는 숲속에서도 열매를 따올 수 있겠지만, 그렇지 않은 겨울엔 수십, 수백 킬로미터나 떨어진 먼 곳으로 먹을 것을 구하러 다녀야 했다.

인체는 먹고살기 위한 활동에 적응한다. 두 다리는 오래 걷기 위해 곧게 뻗고, 척추는 효율적으로 달리기 위해 S 곡선으로 잘 세워졌다. 이때는 거북목이 없었다. 당시 주변을 경계하고, 걷고, 달리기 위해선 목을 세우는 게 유리했기 때문이다.

하지만 현대인들은 다르다. 예전처럼 직접 먹을 것을 구할 필요가 없다. 스마트폰 터치 한 번으로 언제든지 집 앞으로 먹을 것이 배송된다. 현대인들에게 생존이란 먹을 것을 직접 구하는 일이 아니라 먹을 것을 얻기 위한 '돈'을 구하는 일이다. 돈을 벌기 위해선 일해야 한다. 대부분의 일은 육체를 움직이기보다는 정보를 처리하는 일이다. 정보를 보다 효율적으로 처리하기 위해 노트북, 데스크톱, 태블릿PC, 스마트폰을 이용하여 일한다. 결국 현대 사회는 데이터 수집, 가공, 처리, 출력하는 일이 곧 생존이 되었다. 데이터를 잘 처리할수록 시간을 아끼고 돈을 버는 시대가 된 것이다.

데이터를 잘 처리하려면 수집을 잘해야 한다. 데이터는 대부분 디스플레이에서 얻는다. 모니터, 스마트폰 디스플레이는 정보의 바다다. 디스플레이를 더 잘 보기 위해 머리를 내민다. 거북목 자세는 데이터 수렵 채집 활동에 특화된 자세다. 그런 의미에서 거북목은 현대인들을 먹여 살린 자세이기도 하다. 예전처럼 사자의 사냥물을 뺏어올 필요도 없고 주변을 경계할 필요가 없는 상황에서 현대인들에게 바른 자세보다 거북목이 많이 나타나는 것은 지극히 당연한 일이다.

거북목 자세를 옹호하는 게 아니다. 시대가 그렇다는 얘기다. 문제는 몇만 년 동안 걷고, 달리기 위해 만들어진 목의 자세가 불과 몇십 년 만에 거북목으로 변화했기 때문에 나타나는 통증이다.

거북목은 데이터 처리에는 유리할지 몰라도 중력을 버티기엔 너무나 비효율적인 자세다.

## 내가 거북목인지
## 어떻게 알 수 있을까?

거북목은 머리가 몸보다 앞으로 나온 자세를 말합니다. 거북목은 정확한 의학적 용어는 아닙니다. 그래서 정확한 진단법이 있진 않습니다. 다만 자가 진단법으로 많이 알려진 방법은 옆모습에서 선을 그어보는 것입니다. 어깨 가운데를 기준으로 위로 수직선을 그었을 때 귓구멍이 기준선 앞으로 나와 있는지 확인해 보세요. 수직선을 기준으로 귓구멍이 2.5cm

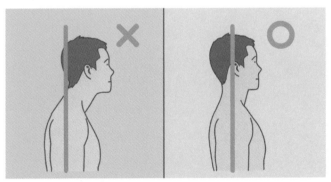

어깨 가운데 수직선을 기준으로 귀가 앞으로 나오면 거북목 자세라고 볼 수 있다.

이상 앞으로 나와 있다면 거북목 진행 중, 5cm 이상 앞으로 나와 있다면 거북목입니다.

벽에 기대어서 체크하는 방법도 있습니다. 벽에 엉덩이와 등을 붙여 기 댔을 때 머리를 벽에 붙이기 어렵다면 거북목을 의심해 볼 수 있습니다. 일반적인 학술 연구에서는 목뒤 가장 튀어나온 뼈(목뼈 7번 가시돌기)에서 수평선을 긋고 다시 그 목뼈에서 귓구멍으로 직선을 그은 다음 두 선의 각도를 재서 진단합니다. 목이 기울어진 각도가 53도 미만이면 거북목으로 분류합니다.

# 목이 바로 서야 몸이 바로 선다

머리의 무게는 사람에 따라 다르지만 대략 4~7kg 정도다. 이 무게의 볼링공을 손에 들고 있다고 가정하고 팔을 수직으로 들어보자. 이번엔 팔을 앞으로 45도 기울여 들어보자. 어떤 들기 방식에서 팔이 더 힘든가?

당연히 후자다. 목도 마찬가지다. 머리가 앞으로 나가면서 목이 기울어지면, 목 근육 입장에선 목뼈를 보호하기 위해 과하게 힘을 주어야 한다. 이 과정에서 목뼈 압박이 심해진다. 한 연구 결과에 따르면 그 어떤 목의 꺾임이나 기울임 없이 중립 자세에서 머리가 목뼈를 누르는 압박력은 10.5~40N(뉴턴, 1kg의 물체를 1㎧의 가속도로 가속시키는 힘을 뜻한다)이다. 그런데 목의 꺾임이 조금이라도 발생하면 압박력은 최소 세 배가 된다. 만약 목 근육에 최대로 힘을 주면 이 압박력은 머리 무게의 23배 또는 체중의 1.7배까지 상승한다(Patwardhan, 2000).

이뿐만이 아니다. 목은 굉장히 섬세한 신경이자 혈관의 통로다. 목 해부학 그림을 보면 목뼈 안쪽과 주변으로 지나는 신경과 혈관이 셀 수 없을 정도로 많다는 것을 알 수 있다. 목 수술을 자주 하는 일부 신경외과 의사는 일반적인 목 스트레칭을 하는 것도 조심하라고 말할 정도로 목이 섬세한 조직임을 강조한다.

이렇게 목으로 지나는 신경과 혈관은 뇌와 심장, 뇌와 온몸을 연결한다. 경동맥, 척추동맥이 고속도로라면 무수히 많은 말초 혈관은 국도, 지방도로다. 뇌는 산소와 포도당을 끊임없이 필요로 한다. 그래서 혈관을 통해 뇌로 산소와 포도당을 쉬지 않고 배송해야 한다.

그런데 거북목 자세를 하게 되면 목뼈가 변형되고 근육 긴장이 유발된다. 근육이 긴장하면 그 사이로 지나는 혈관을 압박하고 혈액 흐름을 방해한다. 출퇴근 시간 교통체증이 극심한 도로처럼 뇌에 산소와 포도당을 배송하는 도로가 꽉 막히는 셈이다. 뇌 입장에서 결코 좋은 일이 아니다. 신경도 마찬가지다. 신경이 눌리면 두통 및 피부 감각 이상, 근력 저하 문제를 일으킬 수 있다.

목 디스크는 어떨까? 목뼈는 원래 앞으로 볼록한 C자 형태를 가지고 있다. 이 곡선은 태어나면서부터 완벽히 만들어진 게 아니

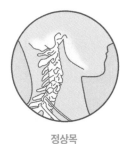
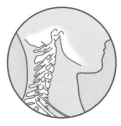
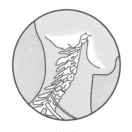

**정상목**
경추(목뼈)를 옆에서
보았을 때 C자 형태

**일자목**
경추(목뼈)가 일자 형태의
수직으로 변형된 상태

**거북목**
일자 형태의 목이
어깨선상보다
더 앞으로 나온 상태

다. 신생아 때 대략적인 형태만 가지고 태어났다가 발달 과정에서 목 근육과 함께 곡선이 생긴다. 아기가 기어다니면서 앞을 보기 위해 고개를 드는데 이때 목 곡선이 많이 생긴다. 그다음 앉고, 서고, 걸으면서 허리 곡선과 함께 자연스럽게 S자 척추 곡선이 생긴다(이 과정은 5장 허리 편에서 자세히 다루겠다).

목 디스크는 목뼈 사이에 있는 연골 조직으로 목에 실리는 충격을 흡수하고 목뼈가 눌렸다가 다시 스프링처럼 늘어날 때 목뼈 사이가 지나치게 벌어지는 것을 잡아준다. 모든 척추가 그렇지만 목 디스크의 뒤쪽은 신경이 지나는 공간이 필요하기 때문에 강하게 잡아주지 못한다. 반면 목 디스크 앞쪽은 넓은 인대가 막고 있다. 목이 C자 곡선을 유지하면 목뒤 압력이 높아져 디스크가 뒤로 밀리지 않는다. 하지만 목을 숙이거나 앞으로 머리를 내밀면 목뒤 압력이 낮아져 디스크가 뒤로 쉽게 밀리는 구조가 된다. 이 과정에서 목 디스크가 신경이나 주변 조직을 압박하고 조직이 괴사하고 염증이 생기면서 극심한 통증이 생기는데 이게 바로 경추 추간판 탈출증이다.

거북목은 두통을 유발하고 다양한 목 질환의 원인이며 삶의 질을 떨어뜨리는 자세다. 그렇다면 거북목을 어떻게 고쳐야 할까?

# 거북목을 교정하는 3가지 원칙

거북목을 교정하고 기능을 회복하기 위해서는 세 가지 원칙을 기억해야 한다.

### 첫째, 어깨와 등을 펴라

어깨와 등은 목의 뿌리다. 이 부위를 펴야 목이 세워진다. 절대 목만 세운다고 거북목이 교정되지 않는다. 가끔 인터넷에서 거북목을 검색하면 턱만 집어넣어 주름이 진 그림이 나오는데 굉장히 잘못된 자세다. 목을 세우려면 먼저 몸 전체 자세를 바르게 해야 한다. 가깝게는 어깨와 등을 펴야 하고 멀게는 골반을 세우고 허리를 펴야 한다.

우리 몸은 서로 연결되어 있다는 점을 기억하자. 머리는 몸 전체로 볼 때 무게 중심 추 역할을 하는데 머리 위치를 어떻게 하는지에 따라 다른 신체 자세가 바뀐다. 반대로 등을 구부리면 머리에서 무게 중심을 맞추기 위해 거북목이 되기도 한다. 자세를 고처 잡고 등을 펴보자. 앞으로 말려 들어갔던 어깨가 펴지고 머리가 다시 안으로 들어갈 것이다.

### 둘째, 목에 있는 일곱 개의 뼈를 부드럽게 움직여라

거북목과 일자목의 본질은 움직이지 않아 목뼈 관절이 뻣뻣해진 것이다. 오랫동안 사용하지 않은 기계가 녹슬듯 인체도 움직이지 않으면 딱딱하게 굳는다. 이것을 의학에선 섬유화라고 부른다.

목을 움직이지 않고 한 자세로 오래 있으면 인체는 일곱 개의 목뼈를 부드럽게 유지할 필요가 없어진다. 관절주머니에 물이 분비되지 않고 주머니가 오그라들기 시작한다. 이 과정에서 거북목 자세를 버티기 위해 뼈가 C자 배열에서 I자 배열로 변형된다. 이게 거북목, 일자목이 생기는 이유다.

그러므로 평소 목을 부드럽게 움직이는 습관이 중요하다. 그냥 막 움직이는 게 아니다. 목을 바르게 세우고 한 방향으로 안전하게 움직여야 한다. 목의 자세가 이미 나빠진 상태에서 상모 돌리듯이 과도하게 움직이면 자칫 목에 손상이 생길 수 있다.

목 숙였다가 젖히기, 옆으로 돌리기, 옆으로 기울이기. 이렇게 크게 세 가지 방향으로 자주 움직이면 목 관절이 부드러워지고 자연스러운 C자 곡선을 회복할 수 있다.

### 셋째, 디스플레이 환경을 조정하라

목은 눈을 따라간다. 어떤 사물에 집중하기 위해 눈이 한쪽으로 향하면 목도 머리를 돌리기 위해 함께 움직인다. 눈이 아래를 보면 목도 숙이게 되고, 눈이 위를 보면 목도 젖혀진다.

눈을 자극하는 것은 정보다. 정보가 어디에서 나오는가에 따라 눈의 움직임 방향이 결정되고 목의 자세가 결정된다. 정보는 디스플레이, 책, 작업물에서 나온다. 모니터 높이가 너무 낮으면 목도 숙이게 된다. 책을 바닥에 놓고 보면 거북목이 된다. 작업물이 아래에 있으면 고개도 아래를 향하게 된다.

내가 집중해서 보는 디스플레이, 책, 작업물이 어떤 위치에 있는지 살펴야 한다. 모니터 높이가 낮으면 얼굴 높이에 맞추어 높여야 하고 책을 바닥에 놓고 본다면 독서대를 이용해서 세워야 한다. 작업물이 너무 낮은 위치에 있으면 선반에 올려놓아야 한다. 이런 환경을 조정하지 않으면 아무리 습관을 바르게 해도 거북목을 고칠 수 없다.

# 목 건강을 위한 핵심 운동 9가지

언제 어디서든 자주
(일자목 교정)

1. 숙였다 젖혔다 운동
2. 도리도리 운동
3. 갸우뚱갸우뚱 운동

사무실에서
(거북목 교정)

4. 나비 운동
5. 벌새 운동
6. 독수리 운동

집에서
(전신 자세 교정)

7. 리버스 스노 엔젤 운동
8. 오픈북 운동
9. 벽에서 스트레칭 보드 운동

# 1. 숙였다 젖혔다 운동

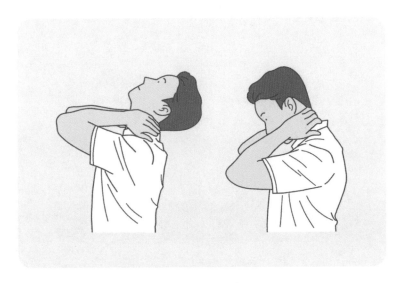

**시작 자세**　　바르게 앉은 자세에서 시작한다.

**동작**　　목뒤를 검지, 중지, 약지로 감싸고 팔을 앞으로 한다. 내쉬는 호흡에 천천히 목을 뒤로 젖힌다. 목을 길게 뒤로 젖혔다가 다시 앞으로 숙인다. 이때 코끝을 내리고 목뒤가 늘어나도록 천천히 숙인다.

**주의사항**　　목을 뒤로 젖힐 때 턱만 들지 않도록 주의하자. 목 전체를 뒤로 넘긴다고 생각하자. 목 디스크가 있는 사람은 목을 숙이는 동작에서 통증이 생길 수 있으니 아프지 않은 범위까지만 움직인다.

**횟수**　　10회씩 하루 세 번. 생각날 때마다 자주 할수록 좋다.

**효과**　　목 유연성이 좋아지고 일자목을 개선하는 데 도움이 된다.

## 2. 도리도리 운동

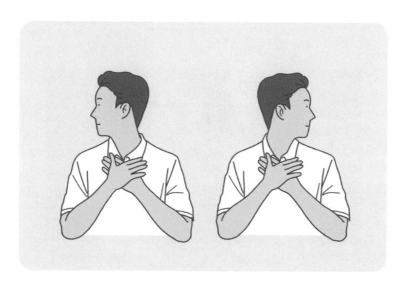

시작 자세    바르게 앉은 자세에서 시작한다.

동작    가슴에 양손을 올려 가슴이 돌아가지 않게 고정한다. 천천히 코끝을 오른쪽으로 향하며 목을 돌린다. 걸리는 느낌이 날 때까지 돌리고 다시 원래대로 돌아온 다음 반대쪽도 똑같이 반복한다.

주의사항    아프지 않은 범위까지 돌린다. 목 디스크가 있는 경우 45도(절반)까지만 돌린다.

횟수    10회씩 하루 세 번. 생각날 때마다 자주 할수록 좋다.

효과    숙였다 젖혔다 운동과 같이 이 동작을 하면 목 유연성이 좋아지며 일자목을 개선하는 데 도움이 된다.

## 3. 갸우뚱갸우뚱 운동

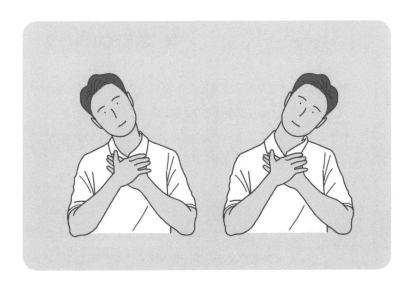

| 시작 자세 | 바르게 앉은 자세에서 시작한다. |
|---|---|
| 동작 | 가슴에 양손을 올려 가슴이 돌아가지 않게 고정한다. 천천히 목을 길게 늘여 오른쪽으로 기울인다. 반대쪽 목 옆이 늘어나는 것을 느끼며 잠깐 멈췄다가 다시 왼쪽으로 기울인다. |
| 주의사항 | 귀와 어깨 사이에 큰 풍선이 있다고 생각하고 그 부위를 찌그러뜨리지 않는다. 목으로 긴 포물선을 그린다고 생각하자. |
| 횟수 | 10회씩 하루 세 번. 생각날 때마다 자주 할수록 좋다. |
| 효과 | 목 유연성이 좋아지고 일자목 개선에 도움이 된다. |

# 목, 절대 꺾지 마세요

목뼈를 앞에서 보면 마치 사람이 입꼬리를 올리는 것 같습니다. 뼈와 뼈가 맞물리는 끝부분을 갈고리 돌기라고 합니다. 맷돌처럼 맞물리는 등, 허리와 달리 목은 움직임이 많은 관절이어서 안정성이 떨어집니다. 이 갈고리 돌기는 목을 옆으로 기울이거나 회전할 때 뼈가 이탈하지 않도록 잡아주는 역할을 합니다. 하지만 정상 범위보다 더 힘을 주어 옆으로 꺾으면 갈고리 돌기가 잡아주는 범위를 넘어서게 됩니다. 그러면 목뼈와 목뼈 사이에 있는 목 디스크가 갈고리 돌기 부위에서 압박을 받으며 손상이 일어날 수 있습니다. 목을 옆으로 스트레칭할 때는 긴 포물선을 그리듯이 기울이다가 끝에서 걸리는 느낌이 들면 멈추는 것이 안전합니다.

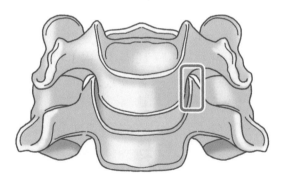

갈고리 돌기

# 4. 나비 운동

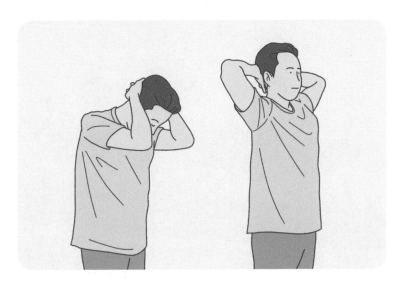

**시작 자세**    바르게 서거나 앉은 다음 머리 뒤에서 손깍지를 낀다.

**동작**    숨을 내쉬면서 등을 구부린 뒤 목을 숙이고 팔꿈치를 모은다. 숨을 들이마시면서 등을 펴고 목을 세우고 턱을 당기고 팔꿈치를 편다. 뒷머리로 손을 밀고 팔꿈치를 뒤로 보내면서 어깨 뒤와 등 근육에 힘이 들어가는 것을 확인한다.

**주의사항**    등세모근에 힘이 들어가 어깨가 위로 올라가지 않도록 주의한다. 목 디스크가 있는 분들은 팔꿈치를 뒤로 보내고 목을 세울 때 불편감이 생길 수 있으므로, 끝까지 힘을 주어 당기지 말고 가볍게 하자.

**횟수**    10회씩 3세트.

**효과**    어깨와 등 뒤쪽 근육을 단련하며 동시에 거북목을 개선하는 효과가 있다.

# 5. 벌새 운동

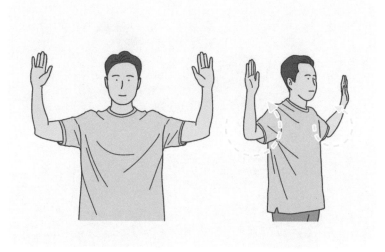

<table>
<tr><td>시작 자세</td><td>바르게 서거나 앉은 자세에서 양팔을 선서하듯이 옆으로 들어 올린다.</td></tr>
<tr><td>동작</td><td>팔꿈치를 중심으로 앞, 위, 뒤, 아래 방향으로 원을 그린다. 팔을 올릴 때 숨을 들이마시고, 내릴 때 내쉰다. 처음에는 작은 원으로 시작해서 점점 큰 원을 그리며 강도를 높인다.</td></tr>
<tr><td>주의사항</td><td>목이 과하게 긴장되어 담이 올 것 같으면 즉시 동작을 멈춘다.</td></tr>
<tr><td>횟수</td><td>20회씩 3세트.</td></tr>
<tr><td>효과</td><td>목뼈를 직접 잡아주는 속근육과 어깨, 등 뒤쪽 근육을 강화하여 거북목을 개선한다.</td></tr>
</table>

# 목 속근육의 역할

치킨을 먹을 때 닭의 목 부분을 자세히 보면 살은 거의 없고 뼈 사이로 자잘한 근육이 많이 붙어 있는 것을 알 수 있습니다. 이것이 목의 속근육들입니다. 목 속근육은 머리의 중심을 잡고 목의 움직임을 섬세하게 조절하는 역할을 합니다. 사람 목도 마찬가지입니다. 크기는 가슴이나 허벅지 근육과 비교하여 매우 작지만 신경이 많아 섬세한 움직임을 만들고, 물건을 들거나 팔을 움직일 때 척추를 잡아주기 위해 힘을 줍니다. 평소 거북목 자세로 목뼈의 정렬이 틀어지면 목 속근육이 틀어진 목뼈를 잡기 위해 항상 긴장합니다. 이때 속근육 사이로 지나는 신경과 혈관을 압박하여 기능이 떨어집니다. 한 번에 벌새 운동 20회를 하지 못한다면 그만큼 목 속근육이 약해져 있다는 뜻입니다. 바른 자세로 이 운동을 반복하면 목 속근육을 강하게 단련시킬 수 있습니다.

# 6. 독수리 운동

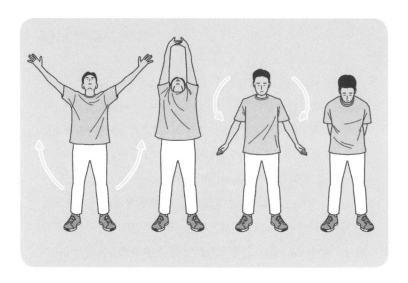

**시작 자세**  바르게 선 자세에서 팔을 아래로 내린다.

**동작**  손을 아래에서 위로 큰 원을 그리며 올린다. 이때 팔꿈치와 어깨를 펴서 손끝이 몸에서 최대한 멀어지도록 하는 것이 포인트다. 머리 위로 손이 올라가면 손깍지를 끼고 손바닥이 하늘을 향하게 뻗는다. 그런 다음 손끝으로 큰 원을 그리며 아래로 내리다가 마지막으로 뒤에서 손깍지를 끼고 뻗으며 어깨 앞쪽을 늘린다.

**주의사항**  어깨 통증이 있는 경우는 아프지 않은 범위까지만 올리되 그 범위 안에서 최대한 손끝으로 큰 원을 그린다.

**횟수**  10회씩 3세트.

**효과**  어깨 관절 움직임이 좋아진다. 등과 어깨 회전근개 근육의 기능을 살려주고 등을 펴는 효과가 있다.

# 7. 리버스 스노 엔젤 운동

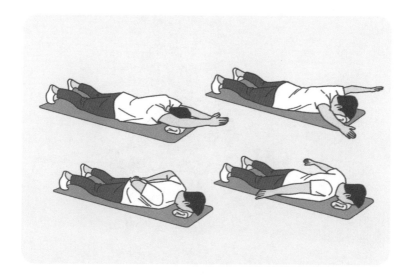

시작 자세 매트를 깔고 엎드린 자세에서 이마에 수건을 놓고 댄다.

동작   엄지손가락을 위로 향하도록 팔을 머리 위로 뻗은 뒤 큰 원을 그리며 다리 쪽으로 천천히 팔을 내린다. 마지막에는 손등이 허리에 오도록 뒷짐을 진다.

주의사항   손이 바닥에 닿지 않도록 주의하고 원을 그릴 때 팔꿈치를 최대한 편다.

횟수   머리 위, 엉덩이 아래로 내리는 움직임을 1회로 하여 10회씩 3세트.

효과   등 근육 강화에 도움이 된다. 특히 중간, 아래등세모근을 튼튼하게 하여 위등세모근이 과하게 긴장하는 것을 예방한다. 거북목, 굽은 등 개선에 효과가 있다.

# 8. 오픈북 운동

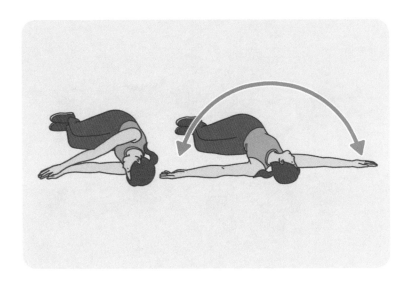

**시작 자세**  옆으로 누운 자세에서 척추를 가지런히 한다. 양팔을 앞으로 뻗고 다리는 무릎과 고관절을 각각 90도씩 구부린다.

**동작**  내쉬는 호흡에 위쪽 팔을 큰 원을 그리며 올렸다가 등 뒤로 넘긴다. 손끝을 길게 하여 어깨와 가슴을 늘인다.

**주의사항**  큰 원을 그릴 때 팔꿈치, 손목, 손가락을 모두 편다.

**횟수**  팔을 옆으로 넘겨 스트레칭을 하는 동작을 1회로 하여 좌우 10회씩 2세트.

**효과**  등을 펴는 효과가 있으며 거북목 자세를 개선하고 호흡을 좋게 한다.

# 승모근은 어깨에만 있는 근육이 아닙니다

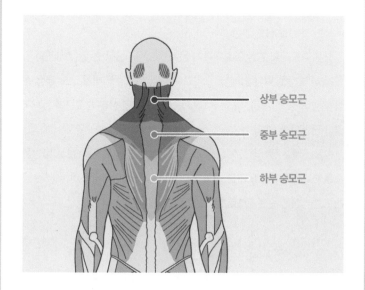

상부 승모근

중부 승모근

하부 승모근

승모근은 가톨릭 수도승의 승모를 닮았다고 해서 이름이 붙여진 근육입니다. 승모근을 어깨 근육으로 알고 있는 분들이 많지만 정확히 말하면 등 근육입니다. 승모근은 위치에 따라 상부, 중부, 하부로 나뉩니다. 어깨에 있는 승모근은 상부 승모근으로 머리와 목뒤에서 어깨 끝으로 내려가는 근육 주행로를 가지고 있습니다. 중부 승모근은 어깨 뒤쪽에서 날개뼈를 지나 척추로 연결되며 가로 방향으로 이어집니다. 하부 승모근은 어깨 뒤쪽에서 대각선 아래로 날개뼈를 지나 척추로 연결됩니다.

승모근의 역할은 어깨와 날개뼈 안정입니다. 이 세 갈래 승모근이 같이 움직일 때 어깨와 등을 펴는데, 구부정한 자세를 많이 하는 사람들의 경우 중부, 하부 승모근이 약해져 있습니다. 상부 승모근은 약해진 날개뼈와 어깨를 잡아주기 위해 혼자 일을 하게 되고 긴장이 높아지게 됩니다. 마치 3인 조별 과제를 발표하는데 두 명은 열심히 하지 않고 나 혼자만 애쓰는 것 같은 상황입니다.

상부 승모근의 긴장으로 어깨가 뭉치는 것을 막으려면 일단 자세를 바르게 하여 등을 펴야 합니다. 그리고 독수리 운동과 리버스 스노 엔젤 운동을 통해 중부 승모근과 하부 승모근을 강화하면 상부 승모근이 뭉치지 않고 편안해집니다.

승모근의 한글 이름은 '등세모근'입니다. 책에서 되도록 한글 명칭을 사용하고 있으나 승모라는 한자 의미를 설명하기 위해 이 단락에서는 등세모근이 아닌 승모근으로 표기했습니다.

# 9. 벽에서 스트레칭 보드 운동

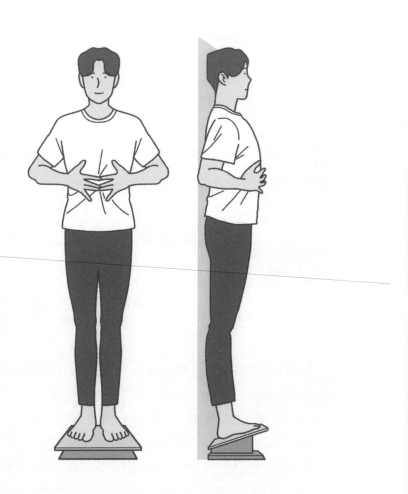

| 시작 자세 | 벽 쪽에 붙은 부분이 경사가 낮도록 스트레칭 보드를 벽에 붙이고 발판 위에 올라서서 벽에 기댄다. 엉덩이, 등, 뒷머리가 벽에 닿게 자세를 잡고 양손은 손가락을 펼쳐 갈비뼈 위에 놓는다. |
|---|---|
| 동작 | 갈비뼈가 충분히 벌어지도록 숨을 들이마시고 갈비뼈를 모으며 내뱉는다. 코르셋 속옷을 풀었다가 입었다가 하는 느낌으로 숨을 들이마시고 내쉬고를 반복한다. |
| 주의사항 | 거북목이 심해 뒷머리가 벽에 닿지 않으면 수건을 받쳐 떨어진 공간을 채운다. 스트레칭 보드를 지나치게 높이면 무릎 뒤 또는 발목에 무리가 갈 수 있다. |
| 횟수 | 1분씩 나눠서 총 3세트. |
| 효과 | 발목 유연성을 높이고 전신 자세를 교정하며 호흡을 좋게 한다. |

## 더 알아보기

# 거북목에 발목 유연성이
# 중요한 이유

발목에는 크게 두 가지 움직임이 있습니다. 발등 쪽으로 구부리는 것과 발바닥 쪽으로 구부리는 것이지요. 이 중에서 유연성과 관련된 움직임은 발등 쪽 구부림입니다. 발에 잘 맞지 않은 신발을 신거나 운동 부족으로 인해 아킬레스건이 짧아지면 발등 쪽으로 구부리는 것이 어렵습니다. 발등 쪽 유연성이 떨어지면 무릎은 뒤를 향하고 발바닥은 아래를 향한 자세가 나옵니다. 이때 무릎이 과하게 펴지며 정강이뼈와 허벅지 뼈가 안쪽으로 돌아갑니다. 골반은 앞으로 기울어지고 배를 내밀게 되며, 등이 뒤로 굽으면서 머리가 앞으로 나올 가능성이 커집니다. 스트레칭 보드에서 발등 쪽 구부림을 주어 아킬레스건 스트레칭을 하면 정강이뼈와 허벅지 뼈가 바깥쪽으로 돌아갑니다. 이때 골반은 뒤로 기울어지며 세워지고 등이 펴지고 턱이 당겨집니다. 이렇게 3분(1분씩 3회) 스트레칭하고 바른 자세로 서보면 발목 스트레칭을 하지 않고 섰을 때보다 바른 자세가 편하게 느껴집니다.

# 숙이거나 비틀지 마세요

운동을 통해 거북목 자세를 어느 정도 개선했다면, 이제는 자세 습관을 관리해야 한다. 목을 바르게 세우는 자세를 먼저 연습해야 하는데 이때 주의할 점은 목만 세우려고 해선 안 된다는 점이다. 인체는 온몸이 유기적으로 연결되어 있기 때문에 목을 세우려면 엉덩이를 가지런히 하고 허리를 펴야 한다. 허리를 바로 세웠다면 이제 목의 수직, 수평 자세를 바르게 잡아보자.

## 머리 수직 맞추기

1. 한 손으로 뒷머리를 잡는다.
2. 다른 손으로 턱을 잡고 안으로 집어넣는다.
3. 옆에서 보았을 때 코를 제외한 얼굴 면이 수직이 되도록 목을 세운다.

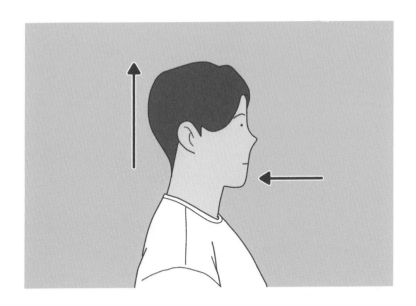

　귀걸이를 했다고 가정했을 때 귀걸이가 어깨에 떨어지는 느낌으로 목을 세우면 된다.

　뒷머리를 만졌을 때 뒤통수 쪽에 약간 튀어나온 뼈가 있다. 외후두융기라고 한다. 또 목 아래를 만졌을 때 가장 튀어나온 뼈가 있는데 7번 목뼈의 극돌기다. 이 두 지점을 길게 펼치듯이 목을 세우는 게 포인트다.

# 목덜미 인대

목덜미 인대는 목뼈 뒤에 세로로 붙어 있는 큰 인대로 머리 뒤쪽 외후두융기에서 목뼈 7번 극돌기까지 길게 연결되어 있습니다. 이 인대는 탄력이 있어 고개가 앞으로 기울어지면 팽팽한 고무줄처럼 머리를 잡아주는 역할을 합니다.

특히 걷거나 달릴 때 고개가 앞으로 기울어지면 목덜미 인대가 머리를 잡아주어 목 근육 부담을 많이 줄여줍니다.

만약 거북목 자세로 뒷목에 주름이 생기고 목덜미 인대가 잘 펴 있지 않다면 목 근육들이 힘을 많이 주게 됩니다. 그래서 거북목이 있는 사람은 목이 아파 오래 걷지도 달리지도 못합니다. 올바른 생활 습관과 운동으로 거북목이 개선되고 목덜미 인대가 다시 잘 작동하면 많이 걸어도 목이 더 이상 아프지 않습니다.

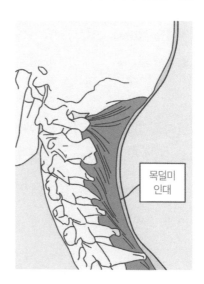

목덜미
인대

## 머리 수평 맞추기

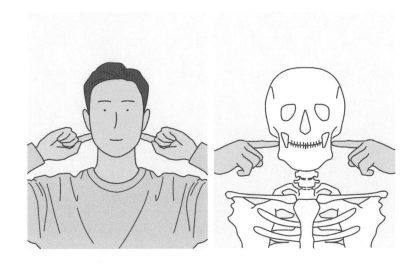

1. 양쪽 검지손가락을 수평으로 하여 귓불 뒤, 목 옆에서 움푹 들어간 부분을 누른다.

2. 살이 잘 들어가는 지점도 있지만, 안에 뭔가 딱딱한 게 만져지면서 잘 들어가지 않는 지점이 있다. 이 지점 안에 목뼈 1번 옆돌기가 있다.

3. 목뼈 1번 옆돌기에 검지손가락을 대고 지면과 평행이 되도록 만든다.

4. 앞에서 보았을 때 검지손가락 높이가 같도록 좌우로 머리 수평을 맞춘다.

바른 자세 습관 못지않게 중요한 것이 나쁜 자세 습관을 줄이는 것이다. 목은 섬세한 부위인 만큼 평소 목을 꺾거나 비트는 습관을 멈추지 않으면 아무리 목에 좋은 운동을 해도 무용지물이다. 다음은 목에 나쁜 습관들이다. 나는 어떤 것들에 해당되는지 확인해 보면서 무심코 나쁜 습관을 반복하지 않도록 주의하자.

☐ 목을 손으로 잡고 소리 내어 비튼다.

☐ 소파에서 TV를 볼 때 옆으로 누워서 손으로 머리를 받친다.

☐ 목 옆으로 전화기를 끼우고 통화한다.

☐ 책상 위에 엎드려 잔다.

☐ 스마트폰을 보려고 베개를 높여서 눕는다.

☐ 어깨를 움츠린다.

☐ 한쪽으로 턱을 괴고 앉는다.

☐ 고개를 숙여서 스마트폰을 본다.

☐ 앉을 때 허리와 등을 구부린다.

여기서 가장 위험한 습관은 목을 비트는 것이다. 목을 비틀면 으드득 소리가 나면서 일시적으로 시원하게 느껴지지만, 목 안에 있는 신경과 혈관에 직접적인 손상을 일으킬 수 있어 매우 위험한 행동이다. 게다가 실제로 굳어 있는 목 관절이 아니라 이미 잘 움직이고 있는 관절이 움직이면서 소리가 날 가능성이 커서 자세 교정 효과도 없다. 목이 뻣뻣한 느낌이 들 때는 가벼운 스트레칭으로 대체해야 하며 목을 교정하고 싶다면 병원에서 숙련된 전문가와 상담하는 것이 좋다.

# 건강한 목을 위한 자세 교정법

나는 어린 시절부터 바른 자세를 배우는 것이 무엇보다 중요하다고 생각한다. 그래서 매년 초등학교에 찾아가 아이들에게 바른 자세를 가르치고 있다. 이때 내가 주로 하는 이야기는 스마트폰을 사용할 때의 자세다. 아이들은 복잡하고 어려운 원리를 이해하지 못하기 때문에 기억에 쉽게 남을 수 있는 문장을 만들어 반복해서 따라하도록 한다.

　-나: "여러분! 눈이 보는 대로 목이 따라서 움직여요. 스마트폰 같은 디스플레이를 볼 때는 목을 세우고 스마트폰도 같이 세워서 봐야 해요. 자, 선생님이 말하는 대로 따라 해보세요.

　-나: (목을 숙였다 세우며) "목을 세워라!"

　-아이들: "목을 세워라!"

　-나: (스마트폰을 들어 올리며) "폰도 세워라!"

　-아이들: "폰도 세워라!"

-나: "스마트폰 말고 또 자주 사용하는 디지털기기가 뭐가 있죠?"

-아이들: "아이패드요!"

-나: "그럼 아이패드로 따라 해보세요. 목을 세워라!"

-아이들: "목을 세워라!"

-나: "아이패드도 세워라!"

-아이들: "아이패드도 세워라!"

-나: "아이패드 말고 또 디지털기기가 뭐가 있죠?"

-아이들: "닌텐도요!", "플스요!"

-나: "아! 여러분, 게임기도 있지만 TV도 많이 보잖아요. TV도 한 번 세워보겠습니다."

-아이들: "TV는 이미 세워져 있잖아요!"

-나: "일단 해볼게요. 목을 세워라!"

-아이들: "목을 세워라!"

-나: (리모컨 누르는 시늉을 하며) "TV를 꺼라!"

-아이들: (고개를 갸우뚱하며 작은 목소리로) "TV를 꺼라!"

-나: (책을 세우는 척하며) "책을 펼쳐라!"

-아이들: (깔깔 웃으며) "책을 펼쳐라!"

-나: "여러분, TV는 조금만 보고 책 많이 보는 어린이가 되세요!"

-아이들: "아이, 선생님, 우리 속이셨죠! TV 다시 켤래요."

아이들과 즐거운 시간을 갖는 동안 아이들은 자연스럽게 이런 교육이 있었다는 것을 기억하게 된다. 비단 아이들뿐 아니라 어른들도 자세를 바르게 하려면 건강한 자세 환경이 중요하다. 지금부터 상황에 따른 적절한 자세 조정법을 하나씩 살펴보자.

# 목이 튼튼해지는 자세 조정법

## 1. 모니터 볼 때

NO

YES

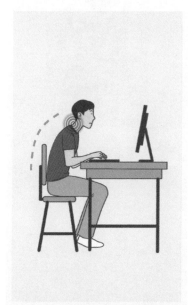

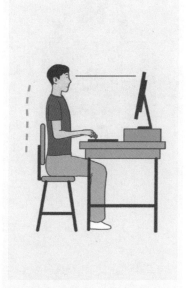

모니터 높이를 낮게 사용한다.

모니터 전체 중 맨 윗부분이 눈썹 높이에 오도록 높여서 사용한다.

눈은 정면 혹은 정면에서 15도 아래 각도를 보는 것을 편하게 느낀다. 그 각도에 맞게 모니터 위쪽 끝부분이 눈썹 높이에 오도록 설치하면 목을 세우는 데 도움이 된다.

**NO**                    **YES**

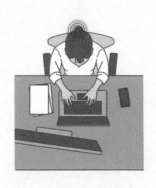

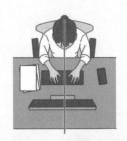

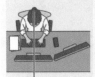 

주로 사용하는 모니터를 옆쪽에 놓는다.

모니터는 정면에 놓는다. 듀얼 모니터를 쓸 땐 주로 쓰는 모니터가 정면에 오도록 하고, 두 모니터의 비중이 같으면 두 개를 하나로 간주해 내 몸 중앙에 오게 배치한다.

모니터는 정면에 놓아야 고개를 돌리지 않는다. 모니터가 치우쳐 있으면 고개를 한쪽으로 돌리게 되어 목 근육이 긴장한다. 이는 목 통증과 긴장성 두통의 원인이 된다.

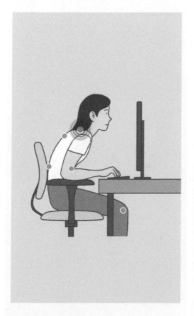

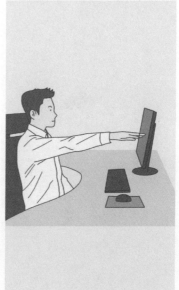

모니터를 너무 가깝게 또는 너무 멀게 놓고 사용한다.

팔을 뻗어 손끝이 닿는 위치에 모니터를 놓은 다음 자주 작업하는 글씨가 식별이 잘 되는지 확인하여 거리를 조정한다.

모니터 거리는 시야 식별 능력에 따라 달라진다. 처음엔 팔을 뻗어 손이 닿는 곳에 모니터를 놓고, 시력 검사를 하듯이 자주 쓰는 글씨 크기가 눈으로 식별 가능한지 확인한다. 시력이 좋은데 모니터가 너무 가까우면 눈이 나빠지고, 시력이 나쁜데 모니터가 너무 멀리 있으면 정보를 식별하기 위해 거북목 자세를 취하게 된다.

## 2. 노트북 사용할 때

**NO**                    **YES**

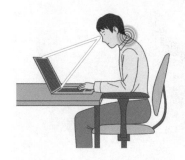 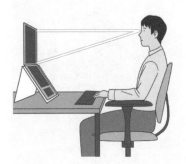

노트북을 바닥에 놓고 사용한다.

받침대를 사용하여 눈높이에 맞추고, 보조 키보드를 연결하여 타자를 입력한다.

노트북은 모니터와 키보드가 하나로 붙어 있어, 작업 시 고개를 숙이게 된다. 잠깐 동안은 어쩔 수 없지만, 장시간 사용한다면 반드시 노트북 받침대를 이용하여 모니터 높이를 높이고 보조 키보드를 연결하여 타자를 치는 것이 거북목 예방에 도움이 된다.

## 3. 스마트폰 볼 때

**NO**

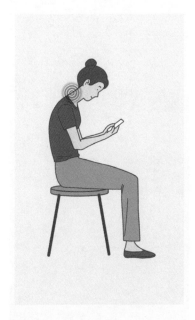

고개를 숙여 스마트폰을 사용한다.

**YES**

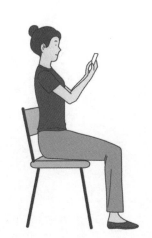

스마트폰을 되도록 세워서 사용한다.

'되도록'이라는 표현을 쓴 것은 사람이 많을 때와 없을 때의 차이 때문이다. 사람이 많을 때 스마트폰을 세우게 되면 내가 보는 화면을 남들이 쉽게 볼 수 있기 때문에 이런 경우 조절이 필요하다. 혼자 있을 땐 스마트폰을 얼굴 높이까지 세워서 보는 게 좋다. 팔이 불편하다면 반대쪽 손이나 쿠션을 스마트폰 들고 있는 팔 쪽 겨드랑이 밑에 끼우자.

## 4. 운전할 때

NO                                    YES

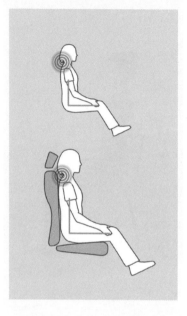

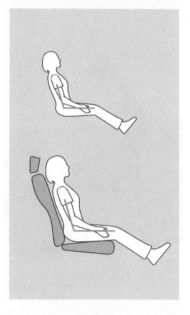

다리와 몸통 각도가 90도가 되도록        다리와 몸통 각도가 110도가 되도록
시트를 세워서 앉는다.                  시트를 약간 기울여서 앉는다.

자동차의 종류에 따라 조금씩 다르지만 대부분의 카시트는 머리 받침대와 시트 등
받이가 일정한 각도로 꺾여 있다. 허리를 펴는 것이 좋다는 생각에 시트를 너무 세우
게 되면 머리 받침대가 앞으로 나오면서 거북목 자세가 만들어진다. 최신 연구에 의
하면 머리를 뒤로 기대더라도 베개가 높아 거북목 자세를 하게 되면 위등세모근의
긴장을 유발한다는 결과도 있다(Nishikawa. 2022). 그러니 운전 중 거북목 자세를 예
방하려면 머리 받침대 기준으로 시트 기울기를 조정해야 한다.

## 5. 가방 멜 때

**NO**

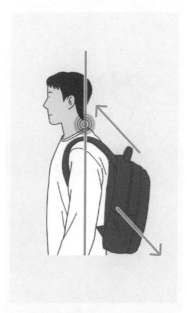

**YES**

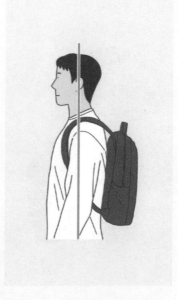

내 몸무게의 10%를 초과한 무거운 가
방을 멘다.

가방 무게를 내 몸무게의 10%보다 적
게 한다.

가방 무게가 무거우면 몸의 중심을 맞추기 위해 머리와 어깨를 앞으로 내밀게 된다.
한두 번 정도는 가방을 내려놓았을 때 원래 자세로 돌아오지만, 오랜 시간 동안 이렇
게 메고 다니면 몸이 나쁜 자세에 적응한다. 가방 무게는 내 몸무게의 10%보다 가벼
워야 한다. 내 몸무게가 60kg이라면 가방 무게는 6kg보다 가볍게 메는 것이 좋다.

|            NO            |           YES           |
|:-----------------------:|:-----------------------:|

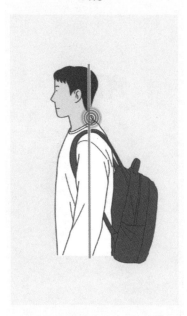

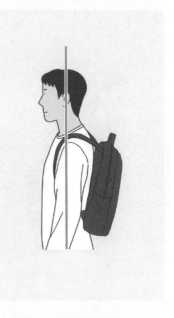

가방끈이 길어 가방이 등에 붙지 않고, 가방 아랫부분이 엉덩이 아래로 내려와 있다.

가방이 등에 잘 달라붙어 있고, 가방 아랫부분이 엉덩이 위쪽, 벨트 라인에 걸쳐진다.

같은 가방 무게라도 가방끈이 길면 더 무겁게 느껴진다. 몸 중심에서 가방이 멀어지기 때문이다. 가방끈은 6개월에 한 번씩 확인해 어깨에 불필요한 힘이 들어가지 않도록 하자.

## 6. 책을 볼 때

**NO**

**YES**

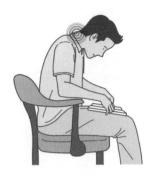

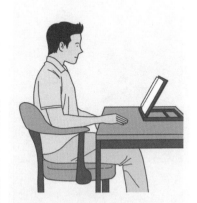

책을 바닥에 눕혀서 본다.

책을 독서대에 올리고 세워서 본다.

책을 볼 때는 독서대에 놓고 보는 것이 거북목 예방에 좋다. 독서대가 없다면 최대한 세워서 읽고, 줄을 긋거나 메모를 할 때만 바닥에 놓아야 한다.

## /. 잠잘 때

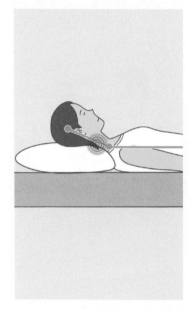 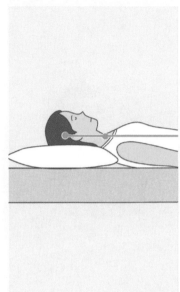

바로 누웠을 때 얼굴 면이 아래로 기 울어지도록 높은 베개를 베고 잔다.

바로 누웠을 때 얼굴 면이 바닥과 평 행이 되도록 6~9cm 높이의 베개를 베고 잔다.

베개 높이를 지나치게 높여서 사용하면 그 자체로 거북목 자세가 되어 목, 어깨 긴장 을 유발한다. 이 자세로 자면 목뒤 압력이 낮아지고 근육이 길어져 목 디스크로 이어 지기 쉽다. 베개는 얼굴 면이 바닥과 평행을 유지하는 정도의 높이가 좋은데 일반적 으로 6~9cm 정도다. 너무 낮아도 목 건강에 좋지 않으니 적당한 높이의 베개를 사 용하자.

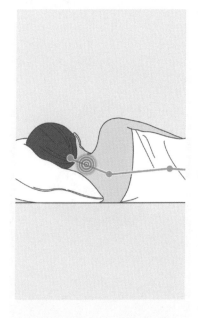

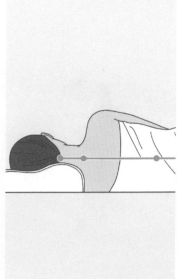

베개가 높아 등보다 목이 위로 꺾여 있다.

목과 등이 일직선에 놓이도록 적당한 높이의 베개를 사용한다.

옆으로 누워 자는 경우 베개 높이는 어깨 폭만큼 높아져야 한다. 바로 누울 때와 같은 높이의 베개를 쓰면 고개가 바닥 쪽으로 떨어져 목이 불편해진다. 반대로 베개가 너무 높으면 고개가 위로 꺾여 목 자세를 틀어지게 만든다. 베개 높이는 뒤에서 보았을 때 목과 등 라인이 일직선이 되도록 맞춰주는 것이 좋다.

## 8. 전화를 받으면서 양손을 써야 할 때

**NO**                    **YES**

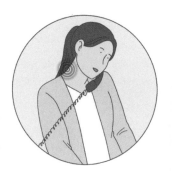

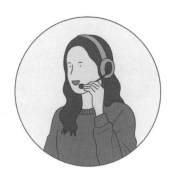

전화기를 목 옆과 어깨 사이에 끼운
운다.

무선 이어폰을 이용한다.

전화기를 목 옆과 어깨 사이에 끼우면 목이 기울면서 어깨를 움츠리게 된다. 목은 비
틀고 힘을 주는 자세에 매우 취약하다. 잠깐 통화하더라도 반드시 이어폰을 끼고 목
을 세운 상태에서 양손을 쓰도록 하자.

## 9. 집안일 또는 청소할 때

**NO**                                **YES**

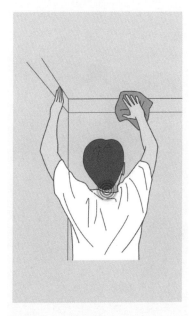

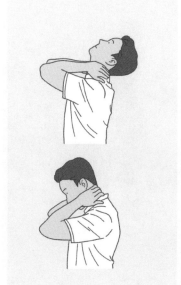

위를 바라보며 쉬지 않고 일한다.        10분에 한 번씩 목 스트레칭을 한다.

위를 바라보고 일하면 목을 뒤로 젖히게 된다. 10분 이상 이 자세를 취하면 목 디스크를 압박하고 목 근육 긴장을 유발한다. 목을 젖혀야 한다면 반드시 10분에 한 번씩 스트레칭으로 긴장을 풀어주어야 한다. <천지창조> 벽화를 그린 미켈란젤로가 천장을 보며 그림을 그리다 심한 목 디스크로 고생했다는 일화가 있다. 청소를 하거나 업무상 목을 젖혀야 한다면 10분에 한 번씩 목을 스트레칭하는 것이 필수다.

# 10. 설거지할 때

NO                              YES

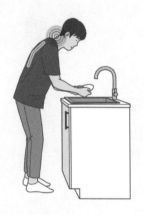          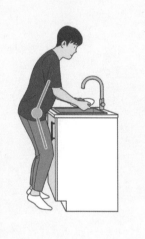

싱크대에서 몸을 떼고 등을 구부린 채          다리를 좌우로 벌려서 키를 낮추고,
목을 숙여 설거지한다.                      싱크대에 무릎을 붙인다. 허리를 펴고
                                       몸을 기울여서 설거지한다.

설거지할 때 가장 큰 문제는 싱크대 높이다. 싱크대 높이가 낮으면 등을 구부리고 목
을 숙이게 돼 거북목 자세를 유발한다. 이런 경우 다리를 좌우로 벌려 키를 낮춘 다
음 무릎과 배를 싱크대에 붙이면 자세를 낮출 수 있다. 그 상태에서 허리를 펴고 몸
을 앞으로 살짝 기울이면 등과 목을 구부리지 않고도 설거지를 할 수 있다.

## 11. 걸을 때

| NO | YES |
|---|---|

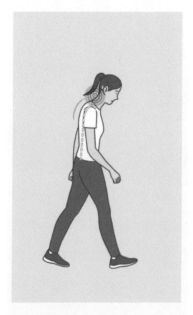

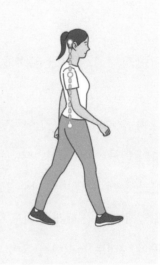

고개를 숙이고 땅을 보며 걷는다.

정면을 향해 목을 세우고 걷는다.

걸을 때 땅을 보고 걷는 사람이 많다. 목은 눈을 따라가기 때문에 땅을 보고 걸으면 고개를 숙이게 된다. 불필요하게 땅만 보고 걸으면 거북목 자세가 될 수 있다. 등산을 할 때처럼 불균형한 지면을 걸을 때는 안전을 위해 땅을 봐야 하겠지만 공원이나 운동장 트랙 같은 평지에서 걷기 운동할 때는 정면을 향해 목을 세우고 걷는 습관을 들이자.

# 목 통증을 극복한 사람들

## 밤잠을 이루지 못하던 40대 직장인 L씨

평범한 40대 직장인이었던 L씨는 밤마다 잠을 이루지 못했다. 목이 너무 아픈 탓이었다. 자다가 중간에 깨기 일쑤였고 원인 모를 두통에 시달리며 괴로워했다. 온갖 목에 좋은 베개를 가지고 있었지만 어떤 베개를 써도 통증은 그대로였다. 또 침대에서 자면 몸이 아래로 꺼지면서 목이 더 아픈 것 같아 항상 딱딱한 바닥에서 자곤 했다.

그의 사무실 책상 위에는 항상 갈고리 마사지기가 있다. 일하면서도 목 통증이 심해 임시방편으로 갈고리 마사지기를 이용해 오른쪽 목과 어깨를 비비곤 했다. 이 밖에도 기능성 보조 의자, 방석 등을 모두 써보았지만, 효과는 없었다. 그는 통증 외에도 오른쪽 어깨와 팔에 저림 증상이 있었다.

병원 진단 결과 L씨는 목뼈 1, 2, 3, 4번이 경직된 일자목을 하고 있었다. 5, 6, 7번은 완만한 곡선을 가지고 있었지만, 뻣뻣한 위쪽 목뼈 때문에 4번과 5번 뼈 사이 신경이 눌리면서 팔과 어깨가 저렸던 감각이 생긴 것이다. 이렇게 되면 목 수술을 받아야 할 수도 있는 상황이었다.

먼저 L씨가 놓인 환경을 분석해 보았다. L씨 목에 가장 큰 영향을 미치는 곳은 회사다. 그는 회계 관련 업무를 맡고 있었는데 숫자를 입력하고 계산하고 행정 처리하는 일을 주로 했다. 오래 앉아서 모니터를 봐야 하는 상황이었기에 가장 먼저 일하는 자세, 모니터 배치 등을 관찰했다. 주목할 점은 L씨의 팔, 손, 목 그리고 머리까지 주로 오른쪽 부위에 통증이 생긴다는 점이었다. 갈고리 마사지 기구도 오른쪽 목과 어깨에 사용했다. 그렇다면 모니터 배치가 비대칭으로 되어 있을 가능성이 컸다.

실제로 L씨의 모니터는 두 개가 배치되어 있었는데 글자를 입력하는 모니터(주 모니터)는 오른쪽에 있었고, 관찰하는 모니터(보조 모니터)는 왼쪽에 있었다. 그런데 글자를 입력하는 모니터에 비해 관찰하는 모니터가 좀 더 왼쪽에 치우쳐 있었다. 그래서 보조 모니터를 볼 때 고개를 왼쪽으로 더 많이 돌려야 하는 상황이었다. 고개를 한쪽으로 돌리면 반대쪽 목 근육이 긴장한다. 쉽게 말해 목이 한쪽으로 돌아가면 제자리로 돌아오기 위해 근육이 힘을 준다는 뜻이다. 이것이 L씨 오른쪽 목, 어깨 통증과 두통을 유발했다. 이런 경우 모니터 두 개를 합쳐 그 중심을 배꼽과 일치하는 가운데 놓아야 한다. 관련 의견을 전달하자 L씨는 바로 모니터를 한 개로 바꾸어 정면에 놓고 사용했다.

모니터 높이도 살펴보았다. L씨의 모니터는 눈보다 낮은 높이에 있었다. 그래서 모니터 높이를 위로 올려 목을 자연스럽게 세우도록 했다. 이튿날 L씨에게 연락이 왔다. 밤새 잠을 잘 잤다는 것이다. L씨의 불면증은 잘못된 모니터 배치로 인한 근육 긴장 문제였다. 하지만 통증은 여전했고 다른 부분들을 살펴봐야 했다.

L씨의 습관 중 눈에 띄는 것은 목을 비트는 습관이었다. 목이 아프고 뻣뻣하니 일하다가 손으로 머리를 잡고 목을 비틀었다. 이건 앞서 이야기했듯이 목 건강에 매우 나쁜 습관이다. 목을 비틀어도 굳어진 부분은 절대 풀리지 않는다. 오히려 뻣뻣한 목 4번과 5번 뼈가 만나는 디스크에 손상이 갈 확률이 높다. L씨가 진단받은 디스크 초기 증상을 더 악화시키는 상황이었다. 하루빨리 잘못된 습관을 멈추고 안전한 스트레칭으로 바꾸어야 했다.

가장 먼저 바른 자세를 교육했다. 어떻게 바르게 앉아야 하는지 알려주었고, 자세 습관은 귀걸이를 이용했다. 평소에 거북목이 되지 않도록 하는 것이 중요했기 때문에 귀에 끈이 달린 귀걸이를 걸어 끈이 어깨 위로 내려오도록 했다. 만약 귀걸이 끈이 어깨보다 앞에 있으면 머리가 앞으로 나왔다는 의미다. 수시로 끈 위치를 확인하면서 의식적으로 바른 자세를 한 번이라도 더 취하도록 했다.

목, 어깨를 푸는 마사지법도 소개해 주었다. L씨는 처음에 이 마사지를 열심히 하다가 일주일 정도 지나고 나서 나에게 "이거 계속해야 합니까?"라고 물어보셨다. 이유를 묻자 통증이 처음만큼 심하지 않아서 마사지를 안 해도 될 것 같다는 거였다. 마사지는 근육이 긴장된 것을 푸는 목적으로 하기에 마사지를 점진적으로 줄여나가는 대신 스트레칭 위주로 운동하라고 말씀드렸다. 운동은 벌새, 나비, 독수리 동작을 추천했다.

그렇게 2주가 흘렀다. 검사 결과 거북목 각도가 10도에서 6도로 감소했고, 통증은 7~8에서 무려 0으로 감소했다. 물론 완전히 통증이 사라진 것은 아니고, 불편은 남아 있다고 했다. 무엇보다 큰 변화는 바른 자세를 하는 습관을 갖게 된 것이었다. 스마트폰을 볼 때도 자세를 세우려고 노력한다고 했다. 이런 노력으로 L씨는 목 디스크 퇴행화를 막아 수술 단계로 진행되는 것을 멈출 수 있었다.

## 통증과 함께 사는 주부 Y씨

쌍둥이 딸을 키우고 있는 30대 주부 Y씨는 육아로 바쁜 나날을 보내고 있었다. 하지만 문제가 있었는데 바로 심한 목, 어깨 통증이었다. Y씨는 너무 고통스러워 목, 어깨를 도려내고 싶은 정도라고 말했다. 병원에서 주사도 맞고 마사지도 받아봤지만 하루가 지나면 다시 통증이 시작되었다. Y씨의 남편은 날마다 아내의 목과 어깨를 주물러준다고 했다.

병원 검사 결과 Y씨는 심한 일자목이었다. 목 근육은 심하게 경직된 상태였고 신체 무게 중심도 앞쪽으로 많이 실린 상태였다.

Y씨는 쌍둥이 육아로 인해 목을 자주 숙이고 있었다. 바닥에서 이유식을 먹이거나 기저귀를 갈 때, 목욕 시킬 때에 자주 허리와 목을 숙였다. 아이를 키우는 엄마는 아이를 안을 때 떨어뜨리지 않기 위해 팔을 앞으로 하고 등을 구부린다. 이런 자세는 굽은 어깨, 굽은 등 자세를 유발하여 결과적으로 거북목 자세를 만든

다. 이런 환경은 Y씨의 자세 분석에서도 그대로 나타났으며 육아와 관련이 있는 것으로 확인했다. 최소한 이유식을 먹이는 상황만이라도 환경을 바꿔줄 필요가 있었는데 바닥에 밥상을 놓고 먹이는 대신 식탁에 앉아 먹일 수 있도록 지도했다. 식탁에서 아이 의자를 놓고 이유식을 먹이면 Y씨가 목을 숙이지 않아도 되었다.

Y씨의 독특한 습관은 또 있었다. 바로 자는 자세였다. Y씨는 아이들을 재우다 잠이 들곤 했는데, 옆으로 누운 자세에서 높은 베개를 뻤고 고개를 뒤로 젖혔다. 한쪽 무릎은 구부려 가슴 쪽으로 올리고 반대쪽 다리는 아래로 쭉 편 자세를 하고 있었다. 잘 때 고개를 뒤로 젖히는 이유를 묻자 Y씨는 그 자세가 편해서 그렇다고 답했다. 아무래도 목의 통증 때문인 것 같았다.

거북목은 목뒤 근육이 길어지면서 스트레스를 받는데 목을 뒤로 젖히면 근육 길이가 짧아지면서 상대적으로 시원함을 느낀다. 하지만 이 자세는 목 관절을 압박하기 때문에 꼭 고쳐야 할 수면 자세다. 그래서 옆으로 누웠을 때 무릎 사이에 쿠션을 받치고 뒤에서 봤을 때 목과 등이 일직선이 되도록 베개 높이를 조정하도록 했다.

Y씨는 주부이기도 하면서 피아노 학원을 운영하는 원장님이었

다. 피아노 학원에서 독특한 점을 발견했는데, 학생을 지도할 때 Y씨는 등받이가 없는 간이 의자에 앉아 다리를 꼬고 고개를 학생 쪽으로 자주 돌리고 있었다. 이런 자세는 거북목은 물론 목 근육 긴장을 유발할 수 있다. 일단 바퀴가 달린 등받이가 있는 의자로 바꾸라고 했다. 바퀴가 있는 의자를 사용하면 몸 전체를 학생 쪽으로 돌릴 수 있어 목 스트레스를 줄일 수 있다. 또한 등받이에 몸을 기댈 수 있어 척추를 세우기 위한 목, 어깨, 등, 허리 근육의 긴장을 줄일 수 있다.

학생들을 지도할 때뿐만 아니라 직접 피아노를 연주할 때도 Y씨의 목과 어깨에 과도하게 힘이 들어간 모습을 볼 수 있었다. 일반적으로 피아노 건반에 손을 올리는 순간 목, 어깨에 힘을 빼라고 강조하는데 Y씨는 좀 더 격렬하고 열정적인 연주를 좋아해 이렇게 힘을 주는 습관이 생겼다고 했다. 이것이 일자목의 결정적인 원인이었다.

그가 한창 피아노 연주를 연습할 때 들인 시간은 하루에 6시간 이상이었다. 6시간 넘게 목, 어깨에 힘을 주고 있었던 셈이다. Y씨에게 이 연주 습관을 바꾸어보는 것은 어떨지 조심스레 제안했었다. 연주 습관은 연주자에게 있어 퍼포먼스와 직결되는 문제였기에 스스로 받아들이지 않으면 자칫 불쾌함을 줄 수도 있기 때문이다. 그런데 다음 날 Y씨에게서 연락이 왔다. 연주 자세를 바꾸니 목이 훨씬 편해졌다는 것이었다. 다행히 Y씨는 몸의 감각을 빠르게 바꾸고 다시 퍼포먼스를 높일 수 있는 충분한 실력을 갖추고 있었다. 몸에 힘을 빼고 연주하니 연습 시간이 길어져도 더 좋은 연주를 할 수 있다고 만족해했다.

연주 자세를 코칭하고 난 뒤 바르게 앉는 법을 알려주었다. 그리고 바른 자세를 위한 귀걸이 사용과 나비, 벌새, 독수리 운동을 지도했다. Y씨는 샤워하면서도 귀걸이를 착용해서 바른 자세를 유지했고, 운동은 하루에 세 번씩 했다.


2주가 흐른 뒤 거북목의 수치가 11도에서 정상 범위인 3도로 줄었다. 통증 정도는 0으로 완전히 사라진 상태였다. 남편에게 매일 부탁하던 마사지도 필요 없어졌다고 했다. 가장 중요한 것은 본인 스스로 목을 어떻게 관리해야 하는지 알게 되면서 자신감을 가지게 되었다는 것이다.

Y씨는 매일 한강 다리를 건너서 학원에 출퇴근했는데, 예전에는 목이 아파서 걷는 게 힘들 정도였지만 이제는 거뜬히 왕복할 수 있어 기쁘다고 말했다. 몇 년 동안 자신을 괴롭히던 통증에서

드디어 벗어나게 된 것이었다.


## 공부에 집중하지 못했던 고3 수험생 C군


한창 공부를 해야 할 시기인 고3 수험생 C군은 목 통증 때문에 괴로운 나날을 보내고 있었다. 학교에서 수업 들을 때도 목이 아파 계속 만져야 겨우 버틸 수 있었다. 시시때때로 진통제를 복용했으며 기능성 보조 의자와 마사지 기구를 사용했지만 큰 효과를 보지 못한 상태였다. 통증이 너무 심한 나머지 C군은 목을 잘라버리고 싶은 정도라는 극단적인 표현을 하기도 했다(처음에 이런 표현은 매우 충격적이었지만 지금은 목이 아픈 분들에게 자주 들어서 그런지 점점 무감각하게 느껴진다).

병원에서 검사한 결과 C군은 편평등, 거북목과 일자목을 하고 있었다. 목과 등에 있어야 할 척추 곡선이 없고 일자 형태를 하고 있었다. 다행인 점은 거북목 각도가 6도로 아직 심각한 상황은 아니라는 것과 목을 움직일 때 관절이 잘 움직이고 있다는 것이었다. 어른들은 퇴행 변화로 인해 목뼈가 통으로 함께 움직이는 경향이 있는데 C군은 아직 어린 만큼 목뼈가 서로 분리되어 움직이고 있었다. 그만큼 회복력도 빠르고 좋아질 가능성이 큰 상태였다.

병원 검사에서 눈에 띄는 점은 척추측만증이었다. C군의 척추는 옆으로 휘어 있었는데, 측만 각도가 14도로 나타났다. 다행히 원인을 모르는 특발성 측만증이 아니라 습관에 의한 기능성 측만이었다. 결국 나쁜 자세 습관에 원인이 있다는 얘기였다.

C군의 평소 생활을 관찰하며 환경을 분석해 보았다. 자세에 나쁜 세 가지 습관이 눈에 띄었다. 슬리퍼 착용, 가방 한쪽으로 메기, 스마트폰 보면서 귀가하기였다. C군은 학교에 오갈 때 30분 이상 거리를 슬리퍼를 신고 다녔다. 슬리퍼를 신고 걸으면 걸음걸이가 나빠지고 척추에 실리는 충격을 제대로 분산하지 못한다. 실제로 C군의 뒤 허벅지 근육은 매우 짧아져 있었고, 그로 인해 걸을 때 무릎을 제대로 펴지 못했다. 이런 하체의 나쁜 자세는 목에 스트레스를 가하는 원인이 되었을 것이다. C군에게 슬리퍼 대신 운동화를 신고 다닐 것을 권했다.

두 번째, C군은 가방을 한쪽으로 메는 습관이 있었다. 끈의 방향을 바꾸긴 했지만, 가방은 항상 오른쪽 골반 쪽으로 내려서 메고 다녔다. 가방 무게가 오른쪽으로 계속 끌어당기니 몸은 중심을 맞추기 위해 반대로 기울이고 있었다. 이것은 C군이 척추측만증을 갖게 된 결정적인 원인이었다. 가방을 끈이 두 개 달린 백팩으로 바꿀 것을 권하고 가방 무게가 내 몸무게의 10%를 넘지 않도록 할 것을 지도했다.

세 번째는 스마트폰이었다. 수업을 듣거나 공부하는 시간 외에 C군은 스마트폰을 손에 들고 살았다. 버스 기다릴 때도, 밥 먹을 때도, 쉴 때도 고개를 숙여 스마트폰을 봤다. 눈, 뇌, 손가락 근육, 목 근육이 쉴 틈이 없었다. 이런 상황에서 거북목, 일자목이 심해지는 것은 당연한 수순이었다. 등하굣길은 안전을 위해 스마트폰을 보지 않도록 지도했고, 사용하더라도 되도록 목을 세워서 볼 것을 권했다.

목 통증이 생기면서 C군은 목을 자주 비틀고 심하게 꺾는 습관이 있었다. 이건 스트레칭이라기보다 목을 혹사하는 행위였다. 목에 있는 중요한 신경 혈관이 다칠 수 있다 알려주고 어깨와 등을 펴는 안전한 스트레칭을 알려주었다. 바르게 앉는 방법을 지도하고 다른 사람들과 똑같이 귀걸이를 이용하여 바른 자세 습관을 유지하도록 했다. 목이 뻐근할 때 효과적인 벌새, 나비, 독수리 운동을 알려주었다. 특별히 같은 반 아이들과 함께 수업식으로 교육해 혼자가 아닌 반 친구들이 다 함께 바른 자세를 실천하도록 했다.

2주가 흐른 뒤 병원 검사 결과를 보니 거북목 각도가 6도에서 1도로 확연히 줄어들었다. 거북목 각도가 줄었다는 것은 목을 잘 세우고 있음을 의미한다. 슬리퍼 보행으로 구부러졌던 무릎도 많이 펴졌으며 척추측만 각도도 14도에서 9도로 정상 범위로 좋아졌다. 측만 각도와 더불어 자세 분석에서 앞뒤, 좌우 균형 모두 좋은 결과를 나타냈다.

무엇보다 통증이 많이 줄어들어 수능을 앞두고 공부에 좀 더 집중할 수 있게 되었다. 스스로 운동화를 신고, 백팩 가방을 잘 메고, 바른 자세와 운동 또한 열심히 한 결과였다. C군은 헤어지기 전 이런 말을 했다. "오늘 운동해야 내일 아프지 않을 거라고 다짐하고 매일 꾸준히 했어요." 결국 습관으로 목 통증을 해결한 것이다.

# 4장

# 움츠러든
# 날개를 펴라

어깨

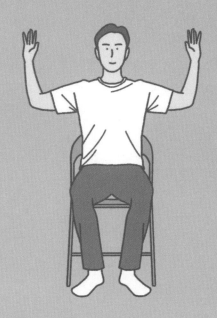

# 어깨가 아픈 진짜 이유

　어깨는 새의 날개와 같다. 새가 날기 위해 앞뒤로 크게 날갯짓 하듯 우리의 어깨도 앞뒤로 크게 움직일 수 있다. 어깨 관절은 우리 몸에서 움직임 각도가 가장 큰 관절로 그 범위가 360도나 된다. 부드러운 어깨 관절 덕분에 우리는 팔을 뒤로도 뻗고 옆으로도 뻗고 안쪽으로도 돌리고 바깥쪽으로도 돌릴 수 있다.

　평소에 팔을 어느 방향으로 어느 범위까지 움직였는지 떠올려 보자. 우리는 대개 아침에 일어나서 자기 전까지 대부분 팔을 앞으로만 쓴다. 세수할 때는 팔을 앞으로 들어서 손을 얼굴로 가져간다. 칫솔질할 때도 팔을 앞으로 들고 팔꿈치를 구부린다. 운전할 때도 양팔로 앞에 있는 운전대를 잡는다. 키보드를 향해 타자를 입력하고, 설거지할 때도 앞쪽에 놓인 그릇을 닦는다. 청소할 때, 빨래할 때, 독서를 할 때, 커피를 내릴 때 모두 팔을 앞으로만 사용한다. 날지 못하는 새가 날개를 접고 있는 것처럼 우리도 팔을 구부리고 어깨를 움츠린다.

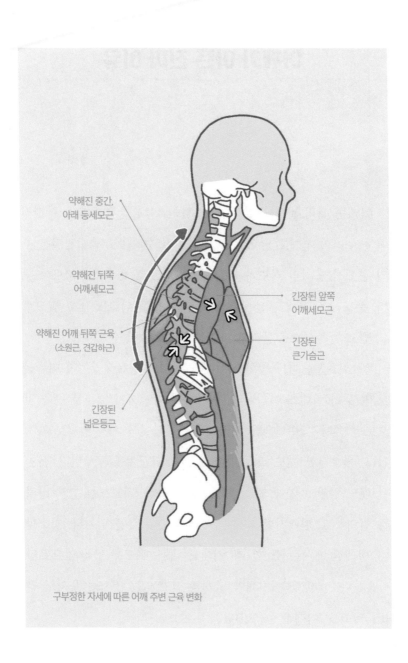

약해진 중간,
아래 등세모근

약해진 뒤쪽
어깨세모근

긴장된 앞쪽
어깨세모근

약해진 어깨 뒤쪽 근육
(소원근, 견갑하근)

긴장된
큰가슴근

긴장된
넓은등근

구부정한 자세에 따른 어깨 주변 근육 변화

팔을 구부리고 어깨를 움츠렸을 때 어깨 관절에서는 어떤 일이 일어날까? 관절 앞쪽에 있는 조직은 짧아지고 뒤쪽에 있는 조직들은 길어진다. 관절을 잡아주는 관절주머니와 인대도 조직이 짧게 압축된 형태로 변형된다.

이렇게 조직이 변형되면 자주 쓰는 방향으로는 잘 움직여지지만 그렇지 않은 방향에서는 움직임이 둔해진다. 종이를 예로 들면 한 번도 접지 않은 상태에서는 종이가 어느 쪽으로든 곡선을 그리며 휘어진다. 하지만 한 번 접기 시작하면 접은 방향으로만 꺾이고 반대로는 잘 꺾이지 않는다. 그렇게 여러 번 종이를 한 방향으로만 접으면 꺾인 상태에서 반대로 잘 펴지지 않는다. 물리적 힘에 의해 조직이 변형된 것이다.

어깨도 마찬가지다. 팔을 제한적인 범위에서만 움직이면 그 방향의 움직임만 좋아지고 다른 방향의 움직임은 제한된다. 그러다 보니 편한 쪽으로만 움직이게 되고 불편한 쪽으로는 움직이지 않게 된다. 이런 일들이 오랜 시간 반복해서 일어나면 어깨 관절 조직은 더 크게 변형되고 근육, 힘줄, 관절주머니 조직의 두께도 점점 달라진다. 이 과정에서 자연스러운 어깨 움직임을 잃어버려 관절 안에서 힘줄, 근육의 충돌이 일어나게 된다. 이러한 손상은 염증과 통증을 유발한다.

손상과 염증을 치유하기 위해 조직은 점점 두꺼워지고 탄력을 잃는다. 어깨를 움직이는 범위가 줄어드니 일상에서 팔을 올리거나 옆으로 뻗어야 할 때 어려움을 겪는다. 그래서 팔을 억지로 들기 위해 몸을 옆으로 비틀거나 배를 앞으로 내미는 자세를 취하게 된다. 부족한 어깨 움직임을 몸으로 메꾸기 때문에 척추도 틀어진다. 오십견 가진 사람들이 몸을 한쪽으로 자꾸 비트는 것도 이런 이유 때문이다. 결국 어깨만 불편한 게 아니라 등도 결리고 허리도 아프게 된다.

이 모든 과정의 시작은 어깨를 360도로 다 쓰지 않고 특정 방향과 범위에서만 움직여서 생긴 일이다. 그렇다면 답은 간단하다. 어깨가 가진 고유한 움직임을 고루 사용하면 된다. 그런데 여기서 반드시 고려해야 할 문제가 있다. 팔을 다양한 각도로 움직여 어깨 조직 자체를 늘리기 전에 꼭 '이것'을 고쳐야 한다. 이것을 고치지 않으면 아무리 다양하게 어깨 관절을 사용해도 제대로 팔과 어깨를 움직일 수 없다. 바로 자세다.

# 당신의 어깨 움직임 상자는
# 얼마나 큰가요?

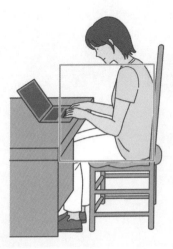

어깨 움직임 상자 도식화

어깨 움직임 상자 개념이 있습니다. 하루에 얼마나 팔을 크고 다양한 범위로 움직였는지를 나타내는 개념입니다. 하루 동안 팔과 어깨를 사용했을 때 몸에서 손끝이 가장 멀어진 지점을 기준으로 앞, 위, 뒤, 아래로 네모난 가상의 상자를 그려봅니다. 예를 들어 오늘 키보드만 사용하여 일했다면 키보드에 손을 올리고 사용한 범위까지만 선을 이어서 상자를 그려보는 것입니다. 상자는 앞쪽으로 직사각형 모양을 갖게 될 것입니다. 만약 점심 때 스트레칭을 한 번이라도 해서 팔을 위쪽, 뒤쪽으로 크게 움직였다면 어깨 움직임 상자는 팔을 뻗는 앞쪽, 위쪽, 뒤쪽까지 이어져 큰 사각형이 나옵니다. 상자가 얼마나 큰지에 따라 어깨를 잘 움직였는지 아닌지를 알 수 있습니다.

어깨 움직임 상자의 크기가 작다면 건강하지 않은 어깨 상태라고 예측할 수 있습니다. 반면 어깨 움직임 상자가 큰 사각형을 그린다면 건강하다고 볼 수 있습니다. 어깨 움직임 상자는 생활 습관을 관리할 때도 좋은 척도가 됩니다. 어깨 질환이 있는 사람은 어깨 움직임 상자를 넓히는 것이 재활의 목표가 됩니다.

# 오십견이 나이 탓이라고?

어깨 관절을 이해하기 위해서는 세 가지 뼈를 알아야 한다. 첫 번째는 위팔뼈(상완골)다. 팔뚝을 만졌을 때 위팔두갈래근(이두근), 위팔세갈래근(삼두근) 안쪽에 있는 뼈가 바로 위팔뼈다. 두 번째는 빗장뼈(쇄골)다. 가슴 위쪽을 만져보면 가로로 되어 있고 곡선으로 휘어진 긴 뼈가 있다. 이것이 빗장뼈다. 마지막은 어깨뼈(견갑골)다. 등 뒤에 역삼각형 모양으로 된 넓적한 뼈다.

위팔뼈, 빗장뼈, 어깨뼈가 만나서 이루어지는 관절이 어깨 관절이다. 그래서 해부학에서는 어깨를 어깨 관절 복합체라고 부른다. 복합체라는 용어처럼 어깨는 복합적이다. 하나의 뼈, 하나의 근육으로 움직이는 게 아니라 여러 뼈와 근육들이 함께 어깨 관절을 움직인다. 그래서 어깨 운동을 보면 앞, 위, 뒤, 아래로 부드럽게 원을 그리듯이 돌리는 동작이 많은 것을 알 수 있다. 이렇게 원을 그리듯이 움직이면 대부분의 어깨 근육과 힘줄을 자극할 수 있다.

자세 이야기로 돌아가 보자. 우리가 팔을 앞으로 뻗어서 사용

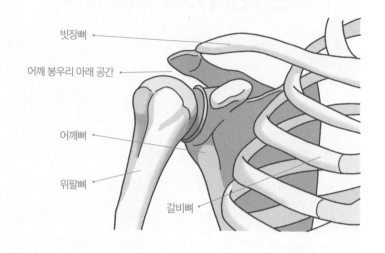

빗장뼈

어깨 봉우리 아래 공간

어깨뼈

위팔뼈

갈비뼈

어깨를 이루는 뼈의 종류

할 때 등을 구부리면 더 많이 뻗을 수 있다. 그렇기에 대부분 등을 구부리며 팔을 앞으로 뻗는다. 감이 잘 오지 않는다면 카페에 앉아 노트북 하는 사람을 상상해 보자. 키보드에 팔을 올리고 등을 구부리고 있을 것이다. 등이 구부러지면 뒤쪽 갈비뼈에 붙어 있는 어깨뼈가(엄밀히 말해 완전히 붙어 있진 않고 얹어져 있어서 어깨뼈가 등 위에서 미끄러지듯이 움직인다) 위쪽, 앞쪽, 척추 기준 몸 바깥쪽으로 밀려난다. 잘 세워져 있던 어깨뼈가 앞과 옆으로 기울어지는 것이다.

어깨뼈에는 위팔뼈를 잡아주는 어깨 속근육, 흔히 말하는 네 개의 회전근개 근육이 부착되어 있다. 위팔뼈가 기울어지면 이런 근육들도 균형을 잃는다. 제대로 힘을 낼 수 없는 상태가 될뿐더러 근육이 지나가는 길에서 벗어나 다른 위치에 놓이게 된다.

등을 구부리면 어깨뼈가 기울어져 위팔뼈도 앞쪽으로 나오고 안쪽으로 돌아간다. 앞에서 어깨를 보면 한쪽 어깨가 좀 더 앞으로 튀어나와 있을 것이다. 어깨뼈와 위팔뼈가 앞으로 밀려 있는 것이다. 빗장뼈 역시 앞과 위쪽으로 변형된다. 등을 구부리고 빗장뼈를 만져보면 앞쪽, 위쪽으로 솟아 있는 것을 느낄 수 있다.

이렇게 등을 구부리는 자세로 인해 어깨 관절 복합체가 제 위치에서 벗어나면 팔을 들거나 움직일 때 관절 안에서 충돌이 일어난다. 대표적으로 가시위근(극상근)이라고 하는 근육이 어깨뼈 끝에 있는 어깨뼈봉우리(견봉)에 부딪히는데 이렇게 일어나는 손상, 염증, 통증이 어깨충돌증후군이다. 등을 구부린 자세로 인해 위팔뼈가 위로 솟고 어깨뼈와 위팔뼈 사이 공간이 좁아지면서 생기는 증상이다. 이런 일이 반복되면 어깨 근육과 힘줄이 파열되면서 통증이 심해진다. 이는 회전근개 손상으로 이어진다. 또 어깨 조직의 손상과 염증이 반복되다가 관절주머니가 딱딱하게 굳어

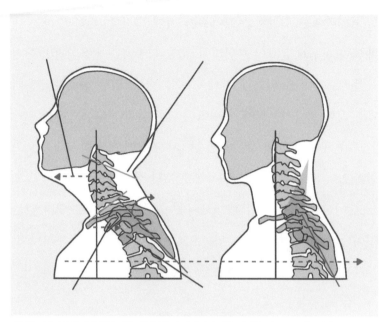

거북목 자세에서 어깨뼈 위치 변화. 거북목일 때 어깨뼈가 앞쪽, 바깥쪽, 위쪽으로 이동한다.

져 움직이지 못하는 단계에 이르게 된다. 이것을 오십견이라고 부른다.

결국 모든 어깨 질환의 근원은 나쁜 자세와 제한된 움직임에서 비롯된 것이다. 모든 어깨 운동에 바른 자세가 중요한 이유다.

# 어깨충돌증후군을
# 예방하려면

어깨는 복잡한 관절 구조로 되어 있습니다. 위팔뼈, 어깨뼈, 빗장뼈가 서로 맞물리고 움직이며 360도 팔을 돌릴 수 있게 합니다. 어깨에 부착된 근육까지 고려한다면 훨씬 더 복잡합니다.

위팔뼈에 붙은 근육, 어깨뼈에 붙은 근육, 빗장뼈에 붙은 근육들이 모두 어깨 움직임에 관여하는 근육들입니다. 그중 등 근육으로 분류되는 넓은등근(광배근)도 어깨 근육입니다. 넓은등근은 위팔뼈에서 어깨뼈를 지나 골반까지 이어져 있습니다. 넓은등근은 수축하면서 위팔뼈를 아래로 끌어내리는 역할을 합니다. 위팔뼈가 내려오면 어깨봉우리 아래 공간이 넓어지면서 어깨 충돌이 일어나는 것을 막을 수 있습니다.

넓은등근은 골반이 잘 세워지고 허리가 잘 펴진 상태에서 제대로 힘을 낼 수 있습니다. 만약 허리가 구부정하거나 골반이 뒤로 기울어진 후방경사 자세(소파에 뒤로 구부정하게 앉을 때와 같은 골반 자세)를 한다면 넓은등근도 제대로 일을 할 수 없습니다. 그렇게 되면 위팔뼈를 아래로 잡는 힘이 약해지고 어깨봉우리 아래 공간이 좁아질 가능성이 커집니다. 넓은등근을 건강하게 해서 어깨 충돌을 막으려면 평소 바른 자세를 유지하고 풀다운 동작, 로잉 동작과 같이 팔을 위에서 아래로, 앞에서 뒤로 당기는 운동을 하는 것이 도움이 됩니다.

# 굽은 어깨를 교정하는 3가지 원칙

굽은 어깨를 교정하고 기능을 회복하는 원칙은 세 가지다.

### 첫째, 등을 펴라

등을 펴는 것에는 두 가지 의미가 있다. 등 근육을 강하게 단련하는 것과 등 가동성(스스로 관절을 움직일 수 있는 범위)을 늘리는 것이다. 등이 굽으면 어깨를 펼 수 없다. 등을 펴야 어깨뼈가 제위치에 놓이면서 어깨를 펼 수 있다.

등을 펴는 근육에는 어깨뼈를 뒤에서 잡아주는 중간등세모근, 아래등세모근과 어깨뼈를 척추 쪽으로 당기는 마름모근, 어깨를 아래로 내리는 넓은등근, 어깨뼈가 갈비뼈에 잘 붙어 있도록 해주는 앞톱니근(전거근), 등을 세워주는 척주세움근 등이 있다. 이런 근육들을 단련하면 등이 펴지면서 자세를 반듯하게 할 수 있다.

이때 근력 운동과 함께 등뼈가 뻣뻣하지 않게 스트레칭을 해주면 좋다. 흉추 가동성 운동이라고 부르는 몸을 옆으로 돌리는 스트레칭, 몸을 앞뒤로 움직이는 스트레칭을 하면 어깨 움직임을 부드럽게 하는 데 도움이 된다. 흉추 가동성 운동은 손상 부위를 직접 자극하지 않기 때문에 질환에 관계없이 어깨 움직임 회복에 효과적이다.

**둘째, 팔과 어깨의 조화로운 움직임을 회복하라**

단순히 팔만 올리면 머리 위로 팔을 들 수 없다. 일정한 각도까지 팔이 올라가면 팔을 잡는 어깨뼈가 같이 회전해야 팔을 위로 올릴 수 있다. 이것을 어깨위팔리듬(견갑상완리듬)이라고 한다. 어깨위팔리듬에서 위팔뼈와 어깨뼈 움직임 비율은 2:1이다. 팔을 내린 상태에서 올릴 때는 60도 정도는 위팔뼈만 올라가다가 나머지 30도는 어깨뼈가 회전하면서 90도까지 팔이 올라간다. 90도에서 180도 구간에서도 이와 비슷하다. 180도까지 팔을 옆으로 들어 올릴 때 120도는 위팔뼈에서 움직임이 일어나고 60도는 어깨뼈의 회전에서 일어난다.

만약 어깨뼈가 부드럽지 못해 회전이 일어나지 않는다면 충돌이 일어나거나 힘줄에 심한 긴장이 유발될 수 있다. 어깨가 굽었거나 질환이 있는 경우 대부분 어깨위팔리듬에 문제가 생긴다. 팔을 들어 올릴 때 어깨가 먼저 위로 솟는 경우가 대표적이다. 팔이

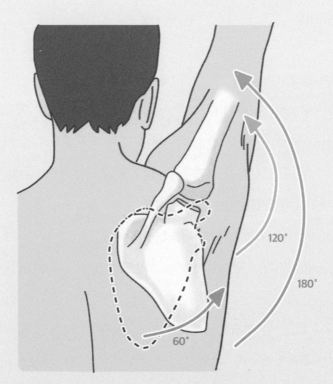

어깨위팔리듬. 위팔뼈가 120도 움직일 때 어깨뼈는 60도 회전하면서 어깨 전체가 180
도까지 움직일 수 있다.

올라가고 어깨뼈가 돌아가야 하는데 어깨뼈가 먼저 돌아가고 팔이 올라가기 때문에 일어나는 일이다.

이렇게 잘못된 움직임 패턴이 생기는 이유는 어깨뼈를 잡는 근육 일부가 과하게 긴장되어 있거나 너무 약해서 힘을 발휘하지 못하기 때문이다. 스트레칭과 근력 운동으로 잃어버린 근육의 기능을 회복하고 어깨위팔리듬을 중심으로 움직임을 다시 연습해야 한다.

### 셋째, 회전근개를 강화하라

회전근개는 어깨를 잡아주는 네 개의 속근육을 말한다. 위치에 따라 가시위근(극상근), 가시아래근(극하근), 작은원근(소원근), 어깨밑근(견갑하근)이 있다. 회전근개는 어깨뼈 앞, 뒤, 위, 아래에 붙어서 팔 위쪽에 연결되어 있는데, 네 개 근육이 함께 작용한다. 예를 들어 팔을 옆으로 들면 완전히 내렸을 때보다 상대적으로 불안정해지는데, 이때 회전근개 근육들이 함께 활성화되어 힘을 준다. 회전근개가 약하면 팔이 위로 올라가거나 앞으로 회전하면서 부적절한 자세를 만든다.

이런 자세는 팔을 움직일 때 어깨봉우리 아래 공간에서 근육과 힘줄에 충돌을 일으킨다. 그래서 이 사이로 지나는 근육인 가시위근이 손상되는데 이것을 가시위근 손상(극상근 손상)이라고 한다. 가시위근이 손상되면 팔을 옆으로 잘 들어 올리지 못한다. 이 상태에서 억지로 팔을 들려고 하면 추가적인 손상이 일어날 위험이 있다. 약해진 가시위근을 직접 자극하는 대신 가시아래근, 작은원근, 어깨밑근과 같은 나머지 회전근개 근육을 강화하여 가시위근을 돕도록 운동하는 것이 필요하다.

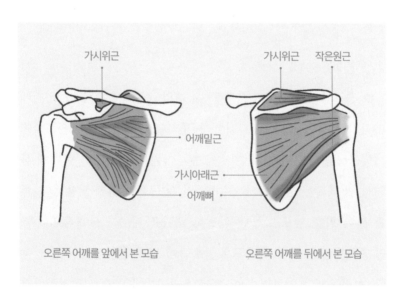

오른쪽 어깨를 앞에서 본 모습          오른쪽 어깨를 뒤에서 본 모습

# 어깨 건강을 위한 핵심 운동 12가지

등을 펴는 운동

1. 폼롤러 등 굴곡-신전 운동
2. 흉추 회전 운동

팔과 어깨의 조화로운
움직임을 회복하는 운동
(어깨충돌증후근)

3. 어깨올림근 스트레칭
4. 월 슬라이드 운동
5. 천사 날개 운동

회전근개 강화 운동

6. 외회전 운동
7. 내회전 운동
8. 외전 운동

오십견을 예방하는
어깨 관절 스트레칭

9. 슬리퍼 스트레칭
10. 굴곡 스트레칭
11. 외전 스트레칭
12. 외회전 스트레칭

# 어깨 질환에 따른
# 맞춤 운동법

같은 어깨 통증이라도 질환에 따라 운동법은 달라집니다. 어깨충돌증후군은 어깨봉우리 아래 공간이 좁아지면서 팔을 올릴 때 힘줄과 근육이 충돌하는 증상입니다. 짧아진 근육을 늘이고 자세를 교정하는 운동이 병행되어야 합니다.

회전근개 손상은 어깨 힘줄 또는 근육의 손상 때문에 통증이 일어나는 증상입니다. 과도한 스트레칭보다는 손상되지 않은 다른 속근육을 강화하고 단련하여 어깨 관절의 안정성을 높이는 것이 필요합니다.

오십견은 관절주머니 또는 주변 조직이 굳어져서 팔을 올리지 못하는 증상입니다. 조직을 늘이고 풀어주어야 하기에 초기에 온찜질과 스트레칭을 함께 하는 것이 좋습니다.

## 1. 폼롤러 등 굴곡-신전 운동

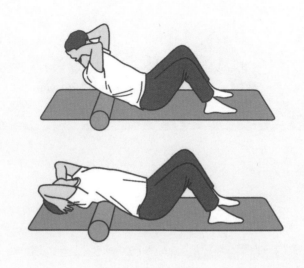

**시작 자세** 매트 위에 누워 무릎을 구부리고 폼롤러를 등 뒤에 가로로 놓는다. 두 팔은 머리 뒤를 받쳐준다.

**동작** 숨을 들이마시며 등을 뒤로 젖히고 다시 숨을 내쉬며 상체를 일으켜 몸을 구부린다. 이 동작을 천천히 반복한다.

**주의사항** 등이 굽은 어르신 또는 심한 골다공증 환자는 이 동작을 금한다.

**횟수** 10회씩 하루 3회, 생각날 때마다 자주 할수록 좋다.

**효과** 긴장된 등 근육을 풀어줘 호흡이 편해진다.

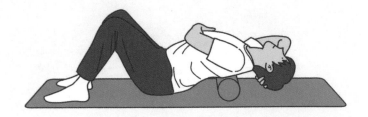

폼롤러 등 굴곡-신전 운동 응용     오십견이 있어서 팔을 올리지 못할 때는 한쪽 팔
만 머리 뒤로 받친다.

## 2. 흉추 회전 운동

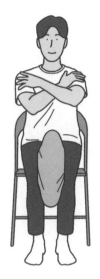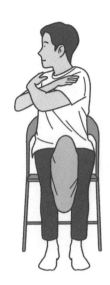

**시작 자세**  다리가 돌아가지 않도록 의자에 앉아 무릎 사이에 쿠션을 끼운다.
바른 자세를 하고 양손을 교차해 어깨 위에 올린다.

**동작**  무릎과 골반은 그대로 둔 채 숨을 들이마시고 내쉬면서 천천히 몸
을 돌려 뒤를 바라본다.

**응용 동작**  하프 닐링 자세(한쪽 다리는 앞으로, 한쪽 다리는 뒤로 놓아 런지 자
세를 취하되 뒤쪽 무릎을 바닥에 댄 자세)에서 실시하면 등이 돌아
가는 범위를 더 늘릴 수 있다.

**횟수**  10회씩 하루 3회, 생각날 때마다 자주 할수록 좋다.

**효과**  긴장된 등 근육을 풀어줘 호흡이 편해지고 구부정한 등을 펴는 효
과가 있다.

## 3. 어깨올림근 스트레칭

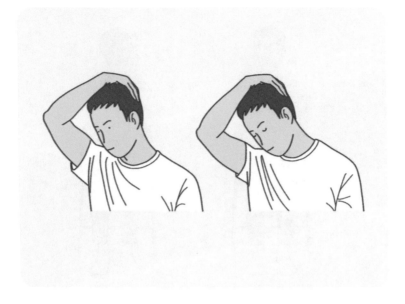

**시작 자세**   한 손은 뒷짐을 지고 반대쪽 손은 뒷머리에 놓는다.

**동작**   고개를 대각선 아래로 숙이면서 반대쪽 목 뒤가 늘어나는 것을 느끼며 스트레칭을 한다.

**횟수**   15초씩 좌우 2회.

**효과**   어깨뼈 위쪽 돌리는 기능이 좋아져 팔을 올릴 때 움직임이 편해지고 어깨 움츠림을 방지해 준다.

## 4. 월 슬라이드 운동

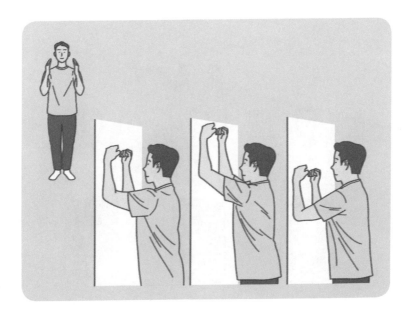

**시작 자세** 벽 앞에 서서 팔을 앞으로 하고 팔꿈치를 90도로 구부린다. 그 상태에서 팔을 11자로 만든다.

**동작** 어깨를 앞으로 내밀고 팔로 벽을 민 상태에서 위아래로 천천히 움직인다.

**횟수** 위아래로 움직이는 것을 1회로 하여 10회씩 2세트.

**효과** 앞톱니근을 자극해 어깨뼈 위쪽 움직임을 좋게 한다. 어깨뼈 움직임이 좋아지면 팔을 올릴 때 움직임이 부드러워진다.

## 5. 천사 날개 운동

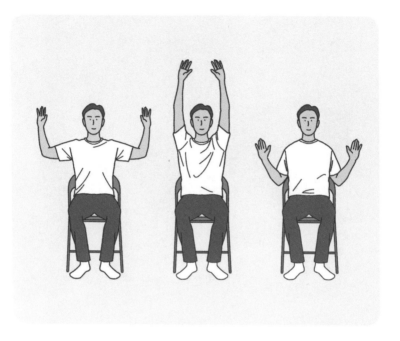

**시작 자세**  의자에 앉아 팔꿈치를 120도 각도로 벌린다. 이때 어깨, 팔꿈치, 손등을 귀보다 뒤쪽에 위치하도록 하여 가슴 앞쪽이 살짝 늘어나는 자세를 취한다.

**동작**  천사가 날갯짓하듯 팔을 위아래로 움직인다. 내릴 때 등에 힘을 준다.

**횟수**  위아래로 움직이는 것을 1회로 하여 10회씩 2세트.

**효과**  어깨 앞쪽 근육을 스트레칭하고 약해진 뒤쪽 근육을 강하게 만든다. 어깨봉우리 아래 공간을 넓혀 어깨 충돌을 예방한다.

# 천사 날개 운동 쉽게 하기

천사 날개 운동은 두 가지 방식으로 할 수 있습니다. 하나는 벽에 기대어 손등과 팔꿈치, 어깨를 벽에 붙여서 움직이는 방식이 있고, 또 하나는 문틀에 서서 손바닥을 문틀에 놓고 가슴을 스트레칭하는 방식이 있습니다. 어깨 앞쪽 근육과 가슴 근육이 너무 짧아져 있어 팔꿈치를 벽에 붙이기 어려운 분들은 문틀을 이용하는 게 좋습니다.

**문틀에서 하는
천사 날개 운동법**

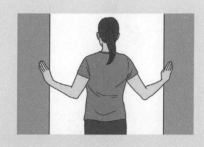

- 양손을 들어 문틀을 짚는다.
- 문틀보다 한 발 앞으로 서서 손이 몸통보다 뒤에 오도록 해 가슴을 스트레칭한다.
- 이렇게 하면 팔이 몸통보다 뒤로 가면서 가슴이 펴진다.
- 이 상태에서 천천히 손을 위아래로 움직인다.
- 위아래로 움직이는 것을 1회로 10회씩 2세트 반복한다.

# 6. 외회전 운동

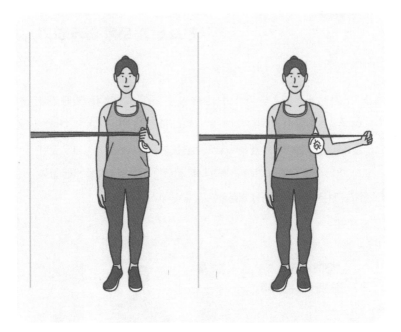

**시작 자세**　밴드 한쪽을 문고리에 걸고(문고리가 없으면 반대쪽 손으로 밴드를
잡는다) 반대쪽을 손으로 잡은 다음 선다. 팔꿈치를 90도로 구부
리고 팔과 옆구리 사이에 수건을 끼운다.

**동작**　팔을 회전축으로 삼아 어깨를 바깥쪽으로 돌린다. 밴드 저항으로
어깨 뒤쪽에 힘이 들어가는 것을 느낀다.

**횟수**　10회씩 2세트.

**효과**　굽은 어깨를 개선하고 바깥으로 돌리는 어깨 근육을 강하게 하여
어깨 관절을 잡아주는 힘이 세진다.

# 7. 내회전 운동

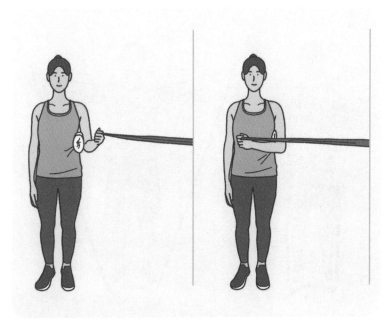

**시작 자세**     밴드 한쪽을 문고리에 걸고 반대쪽을 손으로 잡은 다음 옆으로 선다. 이때 운동하는 쪽 팔이 문고리 가까운 쪽에 위치하도록 한다. 팔꿈치를 90도로 구부리고 팔과 옆구리 사이에 수건을 끼운다.

**동작**     팔을 회전축으로 삼아 어깨를 안쪽으로 돌린다. 밴드 저항으로 어깨 안쪽에 힘이 들어가는 것을 느낀다.

**횟수**     10회씩 2세트.

**효과**     안쪽으로 돌리는 어깨 근육을 강하게 하여 어깨 관절을 잡아주는 힘이 세진다.

## 8. 외전 운동

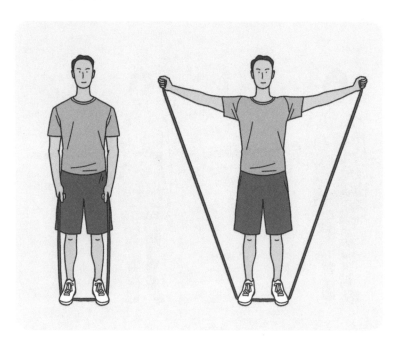

**시작 자세**  바르게 선 자세에서 양손으로 밴드 끝부분을 잡고 가운데를 양발로 밟는다. 팔꿈치를 펴고 엄지손가락이 위로 향하게 한다.

**동작**  양팔을 30도 정도 앞으로 향하게 하여 어깨높이까지만 올린 뒤밴드에 저항하며 천천히 내린다.

**주의사항**  가시위근 및 가시위근 힘줄 파열이 심한 경우 이 동작을 금한다.

**횟수**  10회씩 2세트.

**효과**  팔을 옆쪽으로 드는 근육을 강하게 하고 근육과 힘줄의 탄력을 높인다.

# 9. 슬리퍼 스트레칭

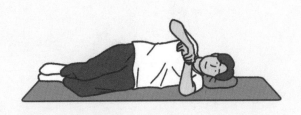

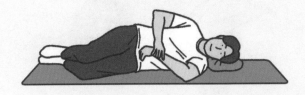

**시작 자세**　두툼한 매트를 깔고 운동하는 쪽 팔을 아래로 하여 옆으로 눕는다. 팔을 앞으로 하고 팔꿈치를 90도로 구부린다.

**동작**　위에 있는 손으로 아래쪽 손등과 손목을 잡고 지긋이 아래로 내린다.

**횟수**　15초씩 3세트.

**효과**　어깨 뒤쪽에 있는 조직과 관절 움직임을 부드럽게 한다.

# 10. 굴곡 스트레칭

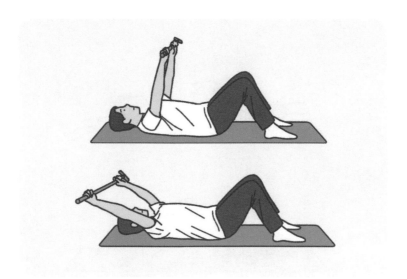

<table>
<tr><td>시작 자세</td><td>매트를 깔고 바로 누운 자세에서 무릎을 구부린다. T바를 어깨너비 정도로 잡는다. T바 대신 스트레칭용 긴 막대기 또는 장우산으로 대체 가능하다.</td></tr>
<tr><td>동작</td><td>허리가 바닥에서 들리지 않게 아랫배에 힘을 주고 천천히 T바를 머리 위로 넘긴다. 통증이 느껴져도 참고 스트레칭한다.</td></tr>
<tr><td>주의사항</td><td>너무 심한 통증이 느껴질 경우 멈춰야 한다.</td></tr>
<tr><td>횟수</td><td>5초씩 10회 반복한다.</td></tr>
<tr><td>효과</td><td>어깨를 구부리는 움직임(팔을 앞으로 드는 움직임)을 좋게 한다. 굴곡 스트레칭을 통해 팔을 앞쪽으로 드는 움직임이 좋아지면 그다음 단계로 바닥에 이마를 대고 엎드린 자세에서 뒤로 T바를 잡고 팔을 쭉 펴는 '신전 스트레칭'도 함께해 주면 더욱 효과적이다.</td></tr>
</table>

## 11. 외전 스트레칭

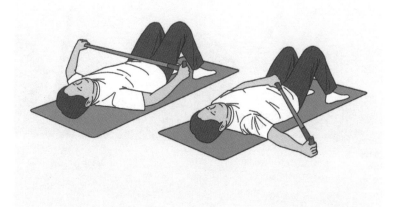

<table>
<tr><td>시작 자세</td><td>매트를 깔고 바로 누운 자세에서 무릎을 구부린다. 한 손은 T바의 T자 부분을 손바닥 쪽으로 잡고 어깨를 내리면서 팔꿈치를 편다 (장 우산일 경우 손잡이 부분을 잡는다). 반대쪽 손은 T바 손잡이가 없는 쪽을 잡고 밀어줄 준비를 한다.</td></tr>
<tr><td>동작</td><td>허리가 바닥에서 들리지 않게 아랫배에 힘을 주고 천천히 T바를 옆으로 밀면서 팔을 옆으로 들어 올린다. 아픈 것을 참고 스트레칭을 한다.</td></tr>
<tr><td>횟수</td><td>5초씩 10회 반복한다.</td></tr>
<tr><td>효과</td><td>팔을 옆으로 들어 올리는 움직임을 좋게 한다.</td></tr>
</table>

# 12. 외회전 스트레칭

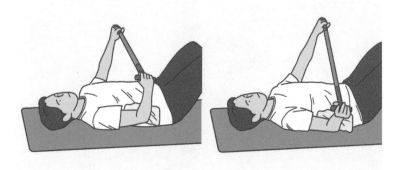

**시작 자세**　매트를 깔고 바로 누운 자세에서 무릎을 구부린다. 한 손은 T바의
T자 부분을 손바닥 쪽으로 잡고 어깨를 내리면서 팔꿈치를 90도
로 구부린다. 이때 팔꿈치 아래에 수건을 받친다. 반대쪽 손은 T바
손잡이 없는 쪽을 잡고 밀어줄 준비를 한다.

**동작**　허리가 바닥에서 들리지 않게 아랫배에 힘을 주고 천천히 T바를
배 위쪽에서 바닥 쪽으로 밀면서 운동하는 쪽 팔과 어깨를 바깥쪽
으로 돌린다. 이때 팔꿈치가 몸통에서 떨어지지 않게 주의한다. 통
증이 느껴져도 되도록 참고 스트레칭한다.

**횟수**　5초씩 10회 반복한다.

**효과**　어깨를 바깥쪽으로 돌리는 움직임을 좋게 한다.

# 다시 통증이 찾아온다면

스트레칭을 통해 오십견 증상이 좋아지더라도 운동을 중단하면 다시 통증이 재발할 수 있습니다. 하지만 그 양상은 약간 다르게 나타납니다. 이두근건염, 회전근개 부분 파열, 어깨충돌증후군처럼 다른 질환이 2차적으로 나타날 수 있습니다. 이때 어깨가 다시 나빠졌다고 생각하는 사람이 많지만, 이 질환들은 오십견에 가려져 모르고 있었을 뿐이지 원래부터 함께 가지고 있던 질병입니다.

부적절한 자세, 어깨 손상, 움직임 부족과 같이 일련의 일들이 다시 반복되면 언제든지 어깨는 다시 굳을 수 있습니다. 정기적으로 어깨 기능이 떨어지는 느낌이 들면 다시 운동을 시작하여 어깨를 관리하고 꾸준히 바른 자세를 유지해야 합니다. 어깨 컨디션은 상황에 따라 좋아졌다 나빠졌다 반복하며 컨디션이 나쁘다고 하여 너무 당황할 필요는 없습니다. 묵묵히 자세를 바르게 한 뒤 충분히 스트레칭하고 움직이면 어깨 기능은 다시 회복됩니다.

# 힘을 뺄수록 강해진다

어깨 건강을 해치는 가장 나쁜 습관은 단연코 어깨를 긴장한 상태로 유지하는 것이다. 어깨는 스트레스에 예민하다. 일종의 스트레스 감지기같이 작동한다. 작은 스트레스에도 어깨는 쉽게 긴장한다. 그래서 어떤 사람이 스트레스를 받았는지 아닌지 알고 싶다면 그 사람의 어깨 자세를 보면 된다. 어깨가 약간이라도 위로

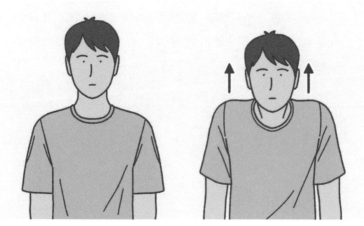

어깨 힘을 뺀 자세와 긴장된 어깨 자세

올라가 있다면 긴장하고 있다는 뜻이다. 어떤 표정을 짓든 어떻게 말을 하든 어깨 자세는 그 사람의 마음 상태를 말해준다.

어깨에 힘을 주면 자연스레 등세모근도 긴장 상태를 유지한다. 지금부터 눈을 감고 목과 어깨 사이에 있는 등세모근의 긴장 상태를 느껴보자. 힘이 얼마나 들어가 있는가? 생각보다 어깨가 긴장하고 있을 것이다.

이번엔 손으로 어깨의 뭉친 부위를 만져보자. 어느 정도 눌렀을 때 아픈지 살펴보자. 어떤 사람은 깊게 눌러야 아프고 어떤 사람은 살짝만 눌러도 강한 통증이 느껴질 것이다.

손의 느낌도 다르다. 어깨를 눌렀을 때 살 안으로 꾹꾹 손이 잘 들어가면 어깨가 덜 긴장하고 있는 것이고, 오히려 등세모근이 내 손을 미는 느낌이 든다면 많이 긴장한 상태다. 어깨를 아주 살짝만 눌렀는데도 아프다면 어깨 근육의 긴장이 심한 것이다.


자, 이제 3분만 시간을 들여 어깨 긴장을 푸는 방법을 익혀보자. 일단 마음을 편안하게 해주는 음악을 틀자. 명상, 힐링, 자연 등 뭐든 괜찮다. 이어폰을 사용해도 상관없다. 그다음엔 의자 등받이에 기대 앉은 뒤 힘을 빼고 눈을 감는다. 숨을 충분히 들이마시고 길게 내쉬며 어깨를 우산처럼 펼치고 목을 길게 유지한다.

목뒤에서 어깨 끝까지 근육이 연결된 부분을 의식적으로 느끼자. 이렇게 1분 정도 천천히 호흡을 반복하며 어깨에 힘을 빼려고 노력한다.

이번엔 어깨가 헬륨 풍선이라고 생각하자. 숨을 들이마실 때 어깨 근육에 헬륨 가스가 가득 채워지며 둥실둥실 하늘로 떠오른다고 상상하자. 내쉬는 호흡에 공기가 빠져나가면서 풍선이 날아가는 상상을 하면 어깨가 점점 가벼워질 것이다. 이렇게 1분 반복한다.

마지막 1분은 내 몸 코어에 물이 가득 차 있다고 상상하자. 숨을 깊게 들이마시고 길게 내쉬면서 코어에 있는 물의 압력이 높아지고 그 물이 척추를 따라 허리, 등, 목으로 올라와서 정수리에서 분수처럼 뿜어져 나온다고 상상하자. 그 물이 우산처럼 잘 펼쳐져 있는 어깨를 지나 팔 쪽으로 흘러내린다. 그리고 물은 다시 복부 쪽으로 내려오고 코어에 물이 채워진다. 다시 숨을 들이마시고 내쉬면서 똑같은 상상을 반복한다. 이렇게 3분 정도 반복하면 마치 손을 꽉 쥐었다가 푸는 것처럼 긴장된 등세모근의 힘이 빠지는 느낌이 들 것이다.


어깨가 긴장하지 않아야 자세도 바르게 펼 수 있고 편안하게 움직일 수 있다. 평소 일하거나 사람들을 만날 때도 의식적으로 어깨의 긴장 상태를 느껴보자. 좋아하는 일을 하고 편안한 사람을 만날 땐 어깨가 긴장하지 않지만, 조금이라도 불편하거나 원치 않는 일을 하면 어깨에 힘이 들어가는 것을 알 수 있다. 이것을 모르는 사람은 어깨에 힘이 계속 들어가 있는 상태로 생활하게 되지만 어깨의 긴장 상태를 자각한 사람은 한 번씩 긴장을 푸는 노력을 할 것이다.

어깨 관절도 평소 생활 습관 관리가 중요하다. 나쁜 습관으로 어깨를 망치고 있다면 아무리 비싼 병원에서 치료받는다고 하더라도 큰 차도가 없다. 다음은 어깨 관절을 망치는 나쁜 습관들이다. 나는 어디에 해당하는지 확인하고 의식적으로 고치고자 노력해 보자.

▨ 한쪽으로만 누워 잔다.

▨ 팔을 앞으로 뻗어서 도구를 이용한다.

▨ 바닥에 엎드려서 팔로 기대고 오랫동안 책을 본다.

▨ 등 운동은 하지 않고 벤치프레스와 푸시업 같은 가슴 운동만 한다.

▨ 워밍업 스트레칭 없이 테니스, 배드민턴과 같은 라켓 스포츠를 즐긴다.

▨ 등을 구부린 자세로 생활한다.

- [ ] 어깨를 자주 움츠린다.

- [ ] 고개를 숙이고 스마트폰을 즐겨 사용한다.

- [ ] 게임을 하면서 마우스를 격렬하게 조작한다.

- [ ] 가방을 한쪽 어깨로만 멘다.


한쪽으로만 누워 자면 바닥 쪽에 놓인 위팔뼈가 눌리면서 팔뼈와 날개뼈 사이 공간이 좁아진다. 아침에 일어나서 머리를 감으려고 팔을 올릴 때 어깨가 뜨끔하거나 불편했다면 지난밤에 그쪽 어깨를 옆으로 누르고 잤는지 살펴보아야 한다. 자신도 모르게 한쪽 방향으로 잤다면 기상 후 가볍게 스트레칭을 통해 압박받은 어깨 관절을 풀어주어야 한다.

최근에 테니스나 배드민턴 등 라켓을 이용한 스포츠 활동 인구가 늘면서 어깨 부상을 입는 사례도 많아지고 있다. 평소 운동 전에 충분한 스트레칭과 워밍업으로 어깨와 척추 주변을 따뜻하게 만드는 습관을 들여야 한다.

# 건강한 어깨를 위한 자세 교정법

어깨 건강이 나쁜 분들의 공통점은 팔꿈치를 몸통에서 멀리 띄우고 일하는 것이다. 어깨 관절은 팔이 몸통 옆에 나란히 내려왔을 때, 다시 말해서 90도로 팔이 아래로 잘 내려와 있을 때 관절주머니만으로도 어깨를 잡아줄 수 있다. 더 쉽게 말하면 근육에 힘을 주지 않아도 팔이 어깨에 매달려 있을 수 있다는 뜻이다.

하지만 팔이 몸통에서 앞쪽이나 옆쪽으로 벌어지면 그때부터 어깨 근육들이 힘을 주기 시작한다. 벌어지는 각도가 커질수록 더 큰 힘을 준다. 팔을 앞으로 많이 뻗을수록, 팔꿈치가 옆으로 많이 벌어질수록 어깨는 긴장한다. 가장 나쁜 자세는 어깨높이보다 높은 위치에서 무거운 물건을 반복해 드는 것이다. 팔꿈치가 90도 전후로 구부러진 상태에서 몸통에 가깝게 두고 일하는 것이 어깨 부담을 줄이는 길이다.

# 어깨가 튼튼해지는 자세 조정법

## 1. 물건 들 때

NO

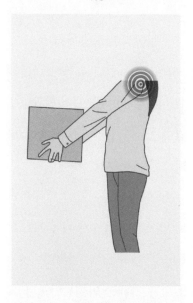

YES

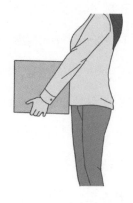

팔을 뻗어서 몸에 붙이지 않고 물건을 든다.

가슴과 배꼽 높이에서 물건을 몸에 가깝게 붙여서 든다.

물건을 들 때 몸 중심에서 멀어지면 멀어질수록 어깨와 허리에 힘을 더 주어야 한다. 물건을 들 때 어깨를 다치지 않기 위해선 몸에 가깝게 가슴과 배꼽 높이에서 들어야 한다. 이때 어깨가 위로 솟지 않도록 주의한다.

## 2. 문서 작업할 때

**NO**                              **YES**

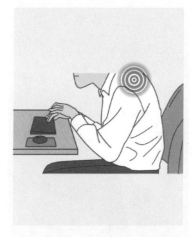

팔을 기댈 수 있는 공간이 없고 팔꿈치 각도가 90도보다 작다.

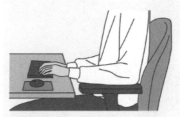

의자에 팔을 기댈 수 있는 팔 받침대가 있으며 팔꿈치 각도가 90도에서 120도 사이이다.

키보드와 마우스는 반복해서 자주 쓰기 때문에 너무 멀지도 너무 가깝지도 않은 적절한 위치에 놓아야 한다. 팔꿈치가 90~120도 각도를 유지한 상태에서 팔이 수평이 되도록 키보드와 마우스를 배치하는 것이 좋으며, 팔 받침대를 사용해야 어깨 부담을 줄일 수 있다.

만약 의자에 팔 받침대가 없다면 키보드와 책상 앞부분 사이에 15cm 정도의 공간을 두어 팔을 올리는 게 좋다. 키보드와 나 사이에 서류를 두고, 팔을 들어서 키보드를 사용하는 경우가 있는데, 이럴 때에는 서류를 경사진 받침대에 올려야 어깨 건강을 해치지 않을 수 있다. 터치 패드가 있는 노트북을 사용하는 경우 자세가 구부정해지기 쉬우니 반드시 보조 마우스를 사용하자.

## 3. 스탠딩 데스크를 사용할 때

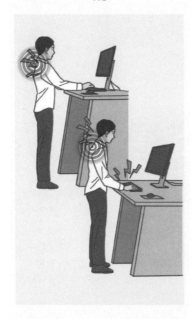

**NO**                    **YES**

책상 높이가 너무 높거나 낮아서 어깨          책상 높이가 적당하여 어깨를 편하게
가 들리거나 허리가 구부정해진다.            내리고 몸을 숙이지 않아도 된다.

최근 허리 건강을 위해 스탠딩 데스크를 사용하는 직장인이 늘고 있다. 하지만 스탠
딩 데스크의 높이가 맞지 않으면 오히려 관절에 부담을 준다. 책상 높이가 높으면 어
깨가 들리면서 힘이 들어가고 근육이 짧아진다.
반대로 스탠딩 데스크의 높이가 낮으면 등을 구부리고 목을 숙이게 되어 어깨뼈 자
세가 틀어진다. 적절한 스탠딩 데스크 높이는 키보드에 손을 올렸을 때 팔꿈치가 몸
통에 가까운 상태에서 아래팔(전완)이 수평을 이루는 것이다.

## 4. 선반 위에서 작업할 때

**NO**

**YES**

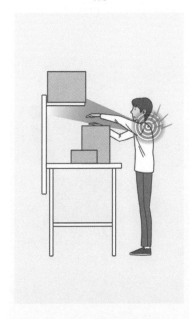

어깨보다 높은 위치에서 작업한다.

어깨를 편안하게 내릴 수 있는 높이의 선반을 사용한다.

작업대가 높아 팔을 위로 들고 작업을 하면 어깨에 큰 부담이 된다. 반드시 어깨보다 낮은 위치, 되도록 허리 높이 수준의 선반에서 일해야 한다. 물건이 크고 높이가 높아서 팔을 어깨보다 높게 드는 경우도 많은데 이럴 땐 선반의 높이를 더 낮게 조정하는 것이 좋다.

## 5. 운전할 때

| NO | YES |
| --- | --- |

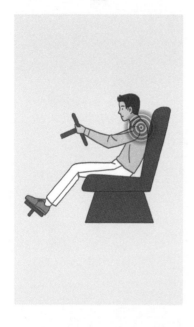

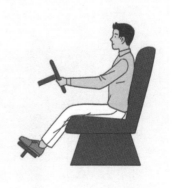

등과 허리를 구부려 운전대를 잡는다.

등과 허리를 반듯하게 펴고 운전대를 잡는다.

등과 허리를 구부린 자세로 운전대를 잡으면 어깨뼈 자세가 틀어지고 어깨 근육이 제대로 힘을 발휘할 수 없는 상태에서 긴장과 스트레스가 쌓여 어깨 관절에 부담을 준다. 허리와 등을 펴고 어깨를 편하게 내린 자세에서 운전대를 잡는 것이 좋다.

## 6. 요리할 때

NO

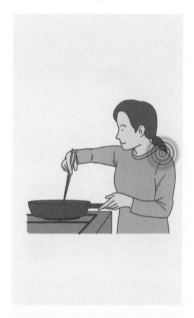

YES

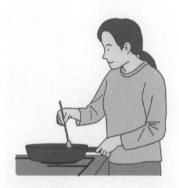

싱크대가 높아 요리할 때 팔을 위로 들거나 팔꿈치가 옆으로 들린다.

받침대 위에 올라서 키를 크게 함으로써 팔꿈치가 옆으로 벌어지지 않게 한다.

주방 싱크대나 조리대 높이가 높아 칼질하거나 요리할 때 팔꿈치가 옆으로 높게 들리면 어깨가 불안정해져서 근육이 긴장한다. 운동할 때 쓰는 스텝박스처럼 튼튼한 받침대에 올라서면 팔꿈치가 몸통 쪽에 가까워져 어깨가 편안해진다.

# 7. 청소할 때

NO YES

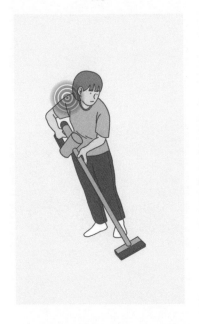

| 어깨를 올리고 팔꿈치를 옆으로 들면<br>서 청소기를 민다. | 어깨를 편안하게 내리고 팔꿈치를 앞<br>뒤로 움직이면서 청소기를 민다. |

청소기를 사용할 때 팔꿈치는 몸통에 가깝게 유지한 상태에서 앞뒤로 움직이는 것
이 어깨 관절의 부담을 줄이는 방법이다. 어깨를 올리고 팔꿈치를 옆으로 들면 어깨
근육과 힘줄의 충돌이 일어날 수 있고 어깨 근육에 큰 부담이 된다.

## 8. 가방 멜 때

YES                                              NO

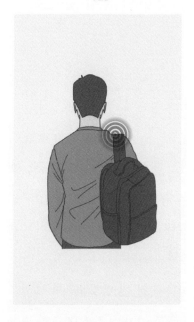

한쪽으로 멘다.                                    양쪽 어깨에 균일한 힘이 가해지도록
                                                 멘다.

한쪽으로만 가방을 메면 반대쪽으로 몸을 기울이게 돼 가방 메는 쪽 어깨 근육이 과
하게 긴장한다. 가방 무게가 좌우 어깨로 고르게 분산되도록 양쪽으로 메자. 또한 어
깨끈이 얇으면 어깨 앞쪽 조직을 압박하기 때문에 어깨끈은 넓고 푹신한 재질로 된
것이 좋으며 가방이 너무 아래로 처지지 않도록 끈 길이를 적당히 조절해야 한다. 가
장 적절한 위치는 가방 밑 부분이 허리와 골반 사이에 오는 것이다.

# 어깨 통증을 극복한 사람들

## 오십견을 극복한 60대 남성 K씨

버스를 운전하는 60대 남성 K씨는 매일 새벽에 자다가 깨곤 한다. 어깨가 아파서다. 평소 운동을 좋아하던 K씨는 평행봉, 맨몸 체조 등 꾸준히 몸을 써왔다. 그런데 2년 전부터 어깨가 아프기 시작했고 좋아하던 운동도 하지 못하게 되었다.

운동을 못하는 것보다 K씨를 힘들게 한 건 일상생활의 불편함이었다. 머리를 감거나 말릴 때 팔을 올리지 못해서 고개를 숙여야 했고 운전할 때마다 어깨 앞쪽이 욱신거리는 통증으로 신경이 예민해졌다. 옷을 입고 벗는 것은 물론이고 단추를 잠그는 것도 어려웠다. 병원, 한의원 치료도 받아보고 스트레칭도 해봤지만, 소용이 없었다.

병원 검사를 통해 들은 진단명은 '오십견'이었다. 초음파 검사 결과 관절을 둘러싼 막이 두꺼워져 있었고 염증이 심했다. 관절은 뻣뻣하게 굳어 있었고 지금도 계속 진행되고 있다는 소견이 나왔다. 가동 범위 검사에서도 팔을 옆으로 올렸을 때 106도밖에 되지 않았다. 정상 범위인 180도에 한참 미치지 못하는 수치였다.

운전기사로 오래 일한 K씨는 장시간 팔을 앞으로 뻗어 쓰는 습관이 있었다. 오십견의 주요 요인이었다. 버스 운전대와 기어는 승용차보다 크고 작동이 힘들기 때문에 어깨에 부담이 된다. K씨는 운전하면서 어깨가 아픈 부위를 손으로 비비곤 했다. 일시적으로 통증을 줄이려는 행동이다. 하지만 이런 습관은 자칫 염증을 더 악화시킬 수 있기에 일단 비비는 행동을 멈추라고 말씀드렸다.

탁구도 문제였다. 어깨가 아픈 상황에서 운전하고 나서 바로 탁구를 치러 나갔다. 잘못된 자세에서 하는 운동은 추가적인 손상과 부상을 일으킬 위험도 있다. 굳어진 관절을 부드럽게 하고, 탄력을 회복할 수 있는 스트레칭을 자주 하는 게 무엇보다 중요한 상황이었다.

먼저 장우산을 이용한 어깨 굴곡, 신전, 외전, 외회전 스트레칭을 알려드렸다. 배에 힘을 주고 정확하게 팔과 어깨를 늘여야 하며, 아프더라도 조금은 참으면서 해야 한다는 점을 강조했다. 공원이나 일터에서도 할 수 있게 선 자세로 하는 방법을 지도했다.

탁구를 치고 싶어 하는 K씨에게 꼭 필요한 흉추 가동성 스트레칭도 알려드렸다. 탁구와 같은 라켓스포츠는 팔만 움직이면 어깨 손상의 원인이 된다. 척추와 어깨, 팔의 유기적인 움직임을 만들기 위해 등을 회전하는 스트레칭을 알려드렸다.

K씨는 이 운동을 매일 세 번씩 열심히 했다. 그렇게 14일이 흐르자 놀라운 일이 벌어졌다. K씨가 두 손을 위로 번쩍 들어 올린 것이다. 진단해 주던 교수님도 놀라워했다. 측정 결과 106도밖에 올리지 못했던 팔이 160도까지 올라갔다. 106도로 올릴 때는 몸을 반대로 기울였지만 지금은 바른 자세로 팔을 올렸다.

초음파 검사 결과도 놀라웠다. 사전 검사에서 어깨 관절막이 두꺼운 상태였는데 막이 얇아졌고 염증도 많이 가라앉았다. 회전근개 근육도 깨끗했다. 무엇보다 K씨의 표정이 밝아졌다. 통증으로부터 해방된 표정이었다. 일기를 써가며 꾸준히 운동한 결과 조직이 회복되고 관절에 탄력이 생겨 이제 K씨는 두 팔을 자유자재로 올릴 수 있게 되었다. 더 이상 머리를 말릴 때 고개를 숙이지 않아도 되고 단추를 잘 잠글 수 있으며 옷을 입을 때 통증으로 놀라는 일을 겪지 않아도 되었다. 규칙적인 운동의 힘이다.

그로부터 1년 뒤 K씨를 다시 만났다. 이번에는 어깨 앞쪽에 통증이 생겼다고 했다. K씨는 운동을 소홀히 한 자신에게 문제가 있는 것 같다고 자책했다. 하지만 검사 결과 오십견은 좋아진 상태를 유지하고 있었다. 이번에 발견된 증상은 어깨충돌증후군과 이두근건염으로, 통증의 양상이 다르기 때문에 새로운 해결책이 필요한 상황이었다.

이번 통증의 문제 역시 자세였다. K씨는 평소 허리를 숙이고 운전했고 아일랜드 식탁 위에서 구부정한 자세로 밥을 먹었다. TV 거실장 위에 노트북을 놓고 양반다리로 앉아서 허리를 숙였다. 자연스레 허리와 등이 굽고 머리와 어깨가 앞으로 나왔다. 어깨뼈 위치가 변형되어 어깨봉우리 아래 공간이 좁아졌고 힘줄의 충돌이 생겼다. 거북목 자세로 등세모근이 긴장하여 어깨에 힘을 주게 되었고 버스 운전으로 무겁게 운전대를 돌리면서 이두근 힘줄에도 염증이 생겼다. 자세를 바르게 하는 게 최우선 과제였다.

일단 운전할 때 사용하던 허리 쿠션을 살펴보니 그물망 소재로 되어 있어서 허리를 받쳐주기에는 턱없이 약해 보였다. 또한 허리 쿠션 위치가 바닥까지 내려와 있어 오히려 허리를 구부리게 했다. 새로운 허리 쿠션을 구매하여 엉덩이 위쪽으로 올리고 끈으로 높이를 고정했다.

또 하나 문제가 있었다. 버스 시트 등받이가 너무 앞으로 세워져 있었다. 머리 받침대 부분이 머리를 거북목처럼 앞으로 미는 상황이었다. 등받이를 약간 뒤로 기울여서 머리 받침대가 앞으로 기울어지지 않게 수직으로 만들었다.

이렇게 하고 K씨에게 다시 앉아 버스를 운전해 보라고 했다. 동네 한 바퀴를 돌고 온 K씨는 어깨가 한결 편하다고 했다. 전에는 어깨 앞쪽이 긴장되고 아파서 불편했는데 지금은 그런 느낌이 많이 줄었다고 했다. 자세가 좋아지니 어깨봉우리 아래 공간이 확보되면서 움직임이 편해진 것이다.

흉추 신전 및 회전 운동, 천사 날개 운동 등 어깨충돌증후군에 좋은 운동을 알려드리고 꾸준히 실천하라고 했다. 1년 전 운동으로 오십견이 좋아진 경험이 있던 만큼 K씨는 또다시 열심히 실천했다. 결과는 대성공이었다. 팔이 움직이는 각도가 좋아지고 통증이 사라졌다. 근력도 두 배 이상 좋아졌다. 이제 스트레칭을 게을리하지 않겠다는 다짐을 받고 헤어졌다.

K씨의 사례는 어깨 관리에 매우 큰 의미를 갖는다. 오십견 이전에 어깨충돌증후군으로 인한 지속적인 염증과 통증이 있었는데 오십견이 사라지니 이전 단계의 질환이 나타난 것이기 때문이

다. 결국 자세 개선을 통해 근본적인 문제를 해결할 수 있었다. 이제 K씨의 어깨는 더 이상 아프지 않을 것이다.


## 어깨충돌증후군과 회전근개 손상을 이겨낸 60대 남성 N씨

테니스를 좋아하던 60대 남성 N씨는 오랜 교직 생활을 마치고 여유로운 나날을 보내고 있었다. 하지만 그에게 한 가지 고민이 있었는데 바로 어깨 통증이었다. 팔을 일정한 각도 이상 올리면 어깨가 뜨끔했고 통증이 심했다. 베란다 문을 열려고 손잡이를 잡다가 뜨끔! 책장에서 책을 꺼내다가 뜨끔! 테니스 치다가 뜨끔! 팔을 아래로 움직이면 아프지 않았는데 위로 올리면 깜짝 놀랄 정도로 통증이 있었다. 이러다 보니 팔을 쓰는 게 두려웠다. 자신도 모르게 팔을 움직이다가 통증을 맞닥뜨리니 점점 몸과 마음이 위축되었다.

병원 검사 결과 진단명은 어깨충돌증후군과 초기 회전근개 손상이었다. 그중에서도 팔을 위로 들 때 쓰이는 가시위근이 부분 파열된 것을 확인했다. 근육과 힘줄에 염증이 있었고 관절 사이 공간도 좁아진 상태였다. 팔 근력과 움직이는 범위를 측정했더니 통증을 호소하던 오른쪽의 근력이 왼쪽의 절반밖에 되지 않았고 팔을 옆으로 드는 범위도 105도밖에 되지 않았다.

N씨는 오랜 교직 생활로 자세가 나빠진 사례였다. 지금은 화면을 띄워놓고 강의 자료를 보여주지만, 예전에는 선생님이 직접 칠판에 글씨를 써서 가르쳤다. 오른팔을 위로 들고 옆으로 서서 글씨를 써야 했던 N씨는 목, 어깨가 항상 긴장된 상태로 일했다. 게다가 행정업무를 위해 컴퓨터를 다루면서 자세가 구부정한 날이 많았다. N씨는 거북목과 배를 앞으로 내민 전형적인 굽은 등 자세 유형이었다. 이런 자세는 어깨뼈 위치를 제 위치에서 벗어나게 하고 어깨봉우리 아래 공간을 좁히기에 반드시 교정해야 했다.

자세 습관도 좋지 않았다. 이전 병원에서 배운 운동을 열심히 하고 계셨지만, 앉은 자세, 서 있는 자세 모두 구부정했다. 습관적으로 이런 자세를 취하다 보니 어깨를 움직일 때 충돌이 일어나고 불편함이 생기는 상황이었다. N씨는 같은 연령대 남자들과 비교하여 키가 큰 편이었는데 그러다 보니 자세를 세우기보다 낮추는 습관이 있었다. 이 자세 습관을 고쳐야 어깨가 나아질 수 있다는 것을 확신했다.

가장 먼저 배를 집어넣고 키를 키우고, 어깨를 내리는 기본 동작부터 시작했다. 어깨 충돌을 막기 위한 흉추 가동성 운동, 천사 날개 운동, 월 슬라이드와 넓은등근을 강하게 하는 로잉 운동을 가르쳐 드렸다. 회전근개를 강화하기 위해 밴드를 사용한 외회전, 내회전 운동을 지도했다.

그로부터 2주가 흘렀고, 병원에서 검사를 진행했다. 다행히 모든 수치가 좋아졌다. 옆으로 팔을 올리는 근력이 8파운드에서 22파운드로 세 배 가까이 세졌고, 팔을 들어 올리는 각도도 105도에서 160도로 높아졌다. 특정 구간에서 팔을 올릴 때 뜨끔 하는 느낌도 사라졌다. 어깨 통증으로 많은 병원을 돌아다녀 보고 치료도 해보았지만 자세 문제를 이야기한 적은 없었다고 했다. N씨는 평소에도 자세 습관을 바르게 하고 어깨를 강화하는 운동을 꾸준히 하겠다고 약속했다.

# 5장

# 바나나 곡선을 지켜라

허리

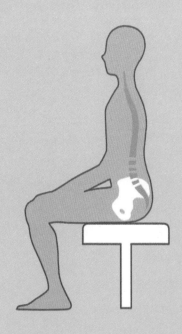

# C로 태어나서 S로 살아라

허리뼈를 옆에서 보면 앞으로 볼록한 형태로 마치 바나나처럼 J자 곡선을 그리고 있는데 이것을 요추 전만이라고 한다(일반인들이 이해하기 쉽게 C자 곡선이라고 부르기도 한다). 허리의 바나나 곡선은 기능적으로 매우 중요하다. 신경의 흐름을 원활히 하고 체중에 대한 충격을 흡수 및 분산하는 역할을 하기 때문이다.

이 허리 곡선은 태어날 때부터 가지고 있는 게 아니라 후천적

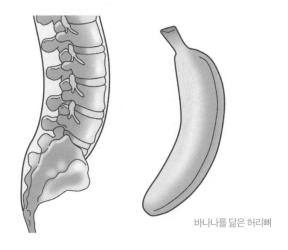

바나나를 닮은 허리뼈

으로 만들어진다. 허리 곡선을 이해하려면 성장 과정에서 척추가 어떻게 형성되는지 알아야 한다.

척추는 옆에서 보았을 때 알파벳 S자와 닮았다. 목은 앞으로 볼록한 곡선을 그리고 등은 뒤로 볼록한 곡선을 그린다. 허리는 다시 앞으로 볼록한 곡선을 그리고 엉치뼈와 꼬리뼈는 뒤로 볼록한 곡선을 그린다.

신생아의 등, 허리, 엉치뼈는 전체가 뒤로 볼록한 C자 형태를 띤다. S자로 태어나는 게 아닌 셈이다. 하루 종일 누워 몸을 꿈틀대던 아이가 어느 날 머리를 뒤로 젖히면서 힘을 주기 시작한다. 다리를 바닥에 대고 엉덩이를 들기도 한다. 이건 아이가 누운 상태에서 항중력근 강화 운동을 하는 것이다.

항중력근이란 몸을 세워주는 근육들을 말한다. 등, 허리에 붙어 있는 척주세움근(척주기립근), 큰볼기근(대둔근)과 같은 항중력근들이 척추를 뒤에서 세우고 잡아주는 역할을 한다. 갓난아이가 바로 엎드리면 고개를 들지 못해 숨을 쉬지 못할 수 있다. 아이도 그런 상태를 스스로 알기에 척추를 잡아주는 항중력근들이 발달하지 않은 상태에서 섣불리 뒤집기를 하지 않는다. 누운 자세에서 엉덩이를 들썩들썩하며 허리 근육을 쓰고 머리를 뒤로 밀면서 목을 세우는 근육을 단련한다.

어느 정도 근육이 발달하고 스스로 머리를 오랜 시간 들 힘이 생기면 아이는 그제야 뒤집기를 한다. 한 다리로 땅을 밀고 코어 힘으로 몸을 비튼다. 뒤집기를 한 다음 등과 목을 세우는 근육에 힘을 주어 머리를 들고 아등바등 버틴다. 생후 3개월에서 5개월 사이에 이 과정이 일어난다.

뒤집기에 성공하면 팔과 어깨로 바닥을 짚고 허리를 젖히려고 노력한다. 엎드려 있으면 시야가 바닥을 향하기 때문에 앞을 보기 위해 아이는 본능적으로 몸을 젖히고 가슴을 편다. 이때 상체 무

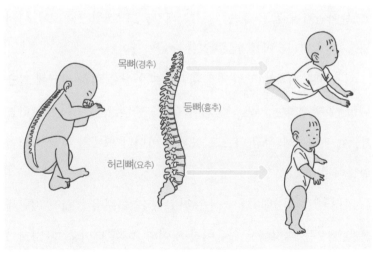

목뼈(경추)

등뼈(흉추)

허리뼈(요추)

척추 발달 과정. 중력으로부터 몸을 세우는 과정에서 S자 곡선이 발달한다.

게를 버티려고 팔과 어깨 근육에 힘을 주고 허리를 편다. 어른들이 허리 디스크를 튼튼하게 하기 위해 엎드려서 허리를 뒤로 젖히는 맥켄지 신전 운동을 하는데 그것과 같은 맥락이다.

점점 허리가 펴지고 허리를 잡아주는 근육이 강해지면서 6~7개월부터는 부모 도움 없이 스스로 앉은 자세를 취할 수 있게 된다. 척추가 처음으로 중력 방향과 일치하는 시점이다.

8개월 정도가 되어 몸을 세우는 근육들이 강해지고 팔다리 근육이 충분히 발달하면 기어 다니기 시작한다. 이때 아이를 옆에서 잡아주면 몸을 세우는 것도 가능해진다. 9개월부터는 스스로 어딘가를 잡고 일어설 수 있다. 10개월에서 11개월 사이가 되면 스스로 어딘가를 잡고 걷는 게 가능해지고, 12개월 전후로 드디어 도움 없이 첫걸음마를 할 수 있는 단계가 된다.

걸음마를 시작하면 허리에 체중으로 인한 눌림과 바닥에 발을 디딜 때 발생하는 지면 반발력과 같은 수직적인 충격이 발생하는데, 이 과정에서 점점 앞으로 볼록한 바나나 형태의 허리 곡선이 만들어진다.

이처럼 허리 바나나 곡선은 타고난 게 아니라 중력에 저항해 몸을 세우는 과정에서 만들어진 것이다. 이미 태어날 때 가지고 있었던 곡선인 등, 엉치뼈, 꼬리뼈를 일차 곡선이라고 하고, 발달 과정에서 만들어진 목과 허리 곡선을 이차 곡선이라고 한다.

이차 곡선은 나중에 만들어진 만큼 잃어버리기도 쉽다. 본디 허리 곡선은 걷고 달리고 움직일 때 충격을 흡수하기 위해 만들어진 것이다. 인체 모든 조직이 그렇듯 허리도 쓰지 않으면 기능을 잃어버리고 구조가 변형된다. 앉아서만 생활하고 움직이지 않으면 허리 근육이 약해지고 관절도 뻣뻣해진다. 여기에 허리를 구부정하게 하는 자세 습관이 더해지면 허리는 더 빨리 변형되고 일자 형태가 된다. 더 심해지면 급기야 반대로 꺾이는 역 C자 형태가 된다. 이 과정에서 근육 약화, 불안정한 관절, 추간판 탈출 등으로 인한 조직 손상, 염증, 괴사, 통증이 발생하는데 이것이 우리가 흔히 말하는 허리 통증이다.

# 허리를 잡아주는 2개의 축

허리 통증을 예방하기 위해서는 결국 허리의 바나나 곡선을 지키는 것이 중요하다. 그렇다면 어떻게 해야 허리 바나나 곡선을 유지할 수 있을까?

허리뼈 1번, 2번, 3번, 4번, 5번과 같은 말을 들어봤을 것이다. 허리뼈는 총 다섯 개가 있다. 아래로 갈수록 번호가 커진다. 다섯 개의 허리뼈가 서로 잘 맞물려 있을 때 허리 바나나 곡선이 유지된다. 만약 구부정한 자세로 생활한다면 허리뼈 배열이 어떻게 될까? 몸무게 중심이 앞으로 쏠리고 등이 구부러지면서 허리도 앞으로 휘어진다. 원래 J자 형태로 앞으로 볼록한 곡선이었기 때문에 허리가 구부정해지면 먼저 허리뼈가 일자로 펴진다.

사람들이 종종 오해하는 부분이 허리가 일자가 되면 반듯하게 세워진 것이라고 생각하는 것이다. 일자허리는 반듯한 것이 아니라 구부정한 것이다. 허리뼈의 시작점이 앞으로 볼록한 바나나 형태 곡선이므로 허리가 일자가 된다는 것은 앞으로 숙인 자세를 의미한다. 일자허리가 되면 허리뼈 관절 뒤쪽이 벌어지고 디스크가 밀리기 쉬운 불안정한 구조가 된다. 그래서 일자허리를 가진 사람일수록 허리 통증이 발생할 가능성이 크다. 심해지면 앞으로 더 꺾이면서 역 C자 형태로 변한다.

역 C자 형태 허리를 가졌을 때 어떤 느낌일까 궁금하다면 몸을 최대한 앞으로 구부려 보자. 뒤로 허리뼈가 가시처럼 뾰족뾰족 튀어나오도록 자세를 하면 된다. 이 상태에서 5분만 버텨보면 이 자세가 허리에 얼마나 끔찍한지 몸소 실감할 수 있다. 1분도 되지 않아 온몸이 뻣뻣하게 굳으면서 허리가 부러질 것 같은 느낌이 들 것이다. 아직 테스트를 시작하지 않았다면 굳이 5분 동안 다 하지 않아도 된다고 말리고 싶을 정도로 허리에 위험한 자세다.

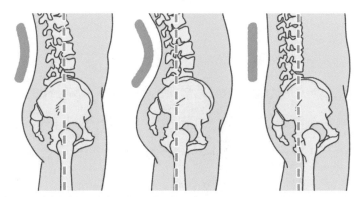

정상 허리, 과신전 허리, 일자허리. 허리 곡선은 과하면 허리 관절을 압박하고 반대로 너무 적으면 디스크가 뒤로 밀리기 쉬우며 근육에 스트레스를 준다.

이런 자세를 오래 취했을 때 허리 안에서는 어떤 일이 발생할까? 앞서 허리뼈가 다섯 개라고 설명했다. 허리의 안정성을 위해 이 다섯 개 허리뼈는 잘 연결되어야 한다. 그런데 뼈는 딱딱하다. 허리뼈 다섯 개를 바로 연결하면 서로 부딪쳐서 움직이기 어려울 것이다. 그래서 인체는 척추와 척추 사이에 디스크라는 원판을 넣었다.

디스크는 물이 포함된 단단한 젤리 같은 느낌의 연골 조직으로 뼈와 뼈를 이어주고 움직일 때 충격을 흡수하는 역할을 한다. 하지만 디스크만으로 허리뼈를 튼튼하게 잡아주기에는 부족하다. 다섯 개의 허리뼈가 좀 더 잘 붙어 있도록 뼈 바깥에서 강하게 이어주는 조직이 있어야 한다. 바로 '인대'다. 허리뼈 앞과 뒤쪽에 길게 펼쳐진 인대가 척추와 디스크들이 자리에서 벗어나지 않게 잡아준다. 허리 뒤쪽에도 뾰족한 관절 부위마다 관절주머니와 작은 인대들이 있어 뼈를 잡아준다.

하지만 모든 관절이 그렇듯 인대는 1차 허리 보호장치다. 인대는 뼈를 제자리에 있게 해주긴 하지만 프레임일 뿐이라서 다양한 움직임 상황에서 뼈를 잡아주기엔 역부족이다. 그래서 인체는 인대를 보완하는 2차 허리 보호장치를 사용하는데 바로 '근육'이다. 허리뼈를 둘러싸고 있는 근육은 각종 상황 변화에 따라 때론 강하게 관절을 잡아주고 때론 부드럽게 관절을 놓아준다. 인대가 잡아주지 못하는 관절 범위에서 근육이 큰 역할을 한다. 평소 근육이 강하게 허리를 잡아주고 있다면 허리는 튼튼하게 유지된다. 하지만 근육이 약한 상태라면 잘못된 자세나 운동에도 쉽게 허리가 다치고 손상된다.

자세와 근육은 밀접한 관계가 있다. 허리를 구부정하게 하고 오래 앉아 있으면 허리 근육이 쉽게 약해진다. 근육은 제 길이보다 너무 짧아지거나 길어지면 힘이 약해진다. 허리를 구부리면 허리 근육도 길어지기 때문에 근력이 약해지는 것이다.

인대도 물리적인 힘에 따라 변형이 된다. 인대 조직에 압축력을 가하면 짧아지고 신장력을 가하면 늘어난다. 허리를 오래 구부리면 관절 뒤에서 잡아주는 인대도 늘어난다. 결과적으로 인대와 근육이 모두 약해지니 허리 안정성이 떨어진다. 이 상태에서 갑자기 골프나 테니스를 친다면 어떻게 될까? 당장 단단한 뼈에 문제가 생기진 않는다. 상대적으로 약한 디스크가 먼저 손상된다. 특히 디스크는 조직 배열 특성상 수직, 수평적인 충격에 강하지만 비틀리는 힘에 약하다.

평소 허리를 구부정하게 하고 생활한 사람은 신발 끈을 묶거나

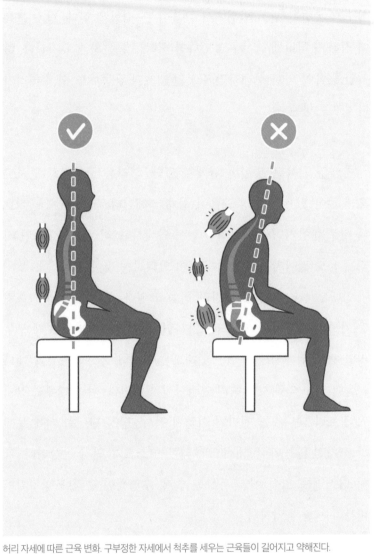

허리 자세에 따른 근육 변화. 구부정한 자세에서 척추를 세우는 근육들이 길어지고 약해진다.

머리를 감는 일상 행동에서도 디스크 손상이 쉽게 일어난다. 허리를 다친 그 시점의 행동이 문제가 아니다. 평소 나쁜 자세로 허리 근육이 약해진 것이 원인이다.

다른 부위도 마찬가지지만 특히 바른 허리 자세를 강조하는 이유는 허리가 가진 안정적인 구조인 바나나 곡선을 잘 유지하기 위함이다. 그리고 허리를 잡아주는 근육이 제대로 힘을 발휘할 수 있도록 하기 위해서다.

구조의 안정은 기능의 효율을 가져온다. 물론 허리 건강에 있어서 바른 자세가 전부는 아니다. 허리를 자주 움직이는 것도 중요하다. 근육과 인대는 적당한 범위 안에서 부드럽게 움직일 때 순환이 일어나고 탄력이 유지된다. 아무리 바른 자세라도 한 자세로 오래 앉아 있으면 순환이 일어나지 않고 조직의 탄력이 떨어진다. 바른 자세와 함께 허리를 부드럽게 스트레칭하고 근력 운동을 더하는 것이 허리 건강을 지키는 지름길이다.

# 일자허리를 교정하는 3가지 원칙

일자허리를 교정하고 기능을 회복하는 원칙은 세 가지다. 첫째, 코어 근육을 강화하라. 둘째, 다섯 개의 허리 뼈를 부드럽게 움직여라. 셋째, 허리 쿠션을 활용하라.

코어 근육은 신이 준 벨트라고 불리는데 작게는 허리를 둘러싼 근육들, 크게는 몸통 전체 근육과 엉덩이, 허벅지 근육까지도 지칭한다. 몸통의 안정성을 확보하기 위한 근육의 집합을 일컫는 포괄적 용어인 셈이다. 전문가들에게 코어라고 함은 다음과 같은 근육들을 이야기한다.

-척추뼈를 안에서 직접 잡는 뭇갈래근(다열근)

-복부 안쪽을 가로로 연결하는 배가로근(복횡근)

-폐 아래의 가로막(횡격막)과 골반 아래에 있는 골반바닥근육(골반기저근)

그 밖에 나머지 복부 근육인 배곧은근(복직근)과 배바깥빗근(외

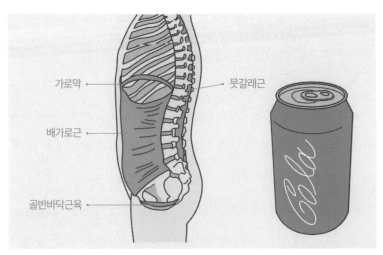

몸 속 코어 근육. 코어 근육들이 음료수 캔과 같이 복부를 둘러싸고 있어 근육들이 수축하면서 복압을 높이고 허리를 강하게 잡아준다.

복사근), 배속빗근(내복사근), 허리뼈와 다리를 직접 연결하여 허리를 잡아주는 엉덩허리근(장요근), 몸을 옆으로 기울이고 뒤로 젖히는 역할을 하는 허리네모근(요방형근), 척추를 세워주는 척주세움근(척주기립근), 골반을 세우고 잡아주는 큰볼기근(대둔근), 중간볼기근(중둔근)도 넓은 의미에서 코어 근육이다.

코어 근육이 몸을 잡는 메커니즘은 네 가지가 있다. 이 메커니즘을 이해하면 허리 건강을 위해 코어 운동이 왜 필요한지 이해할 수 있다.

첫 번째는 등허리근막(흉요추근막)을 통한 연결이다. 해부학 그림에 허리 뒤쪽을 보면 허리를 넓게 덮고 있는 하얀 막이 있는데 그 부위가 등허리근막이다. 등허리근막은 엉덩이 근육과 복근, 등 근육을 연결하여 힘을 분배하고 척추의 안정성을 높이는 역할을 한다. 예를 들어 뭇갈래근과 같은 코어 근육 하나가 수축하면 등 허리근막으로 연결된 다른 근육도 당겨지면서 수축을 자극하고 그로 인해 코어가 안정된다. 엎드려서 반대쪽 팔다리를 엇갈려 드는 버드독 운동이나 슈퍼맨 동작은 등허리근막의 탄력을 높이는 좋은 운동이다.

두 번째는 복부 내압을 높여 몸통의 안정성을 높이는 메커니즘이다. 가로막, 골반바닥근육, 뭇갈래근, 배가로근은 허리를 둘러싼 구조를 하고 있다. 호흡과 함께 수축하면서 복부 내압을 높이고 그로 인해 허리 안정성이 높아진다. 무거운 물건을 들 때, 고중량의 스쿼트나 데드리프트를 할 때 호흡과 함께 배가로근에 힘을 주는 훈련을 하는 것도 복부 내압을 통해 몸통을 안정시키기 위한 전략이다. 누운 자세에서 무릎을 구부리고 호흡 연습과 함께 배를 집어넣는 드로우인 운동은 복부 내압 원리를 이용한 효과적인 코어 단련법이다.

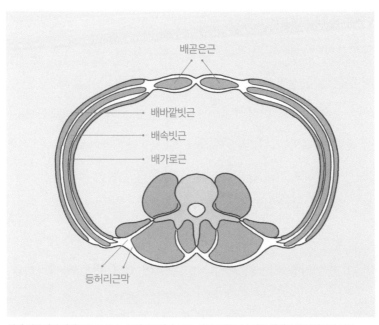

허리 위쪽에서 단면으로 본 모습. 등허리근막과 복근, 허리 근육들이 서로 긴밀하게 연결되어 있다.

세 번째는 유압 증폭 효과다. 이것은 마치 바람을 넣어 흔들리게 만드는 인형 광고판과 비슷하다. 광고판에 공기를 넣으면 막대기처럼 생긴 인형이 아래에서부터 순서대로 세워진다. 마찬가지로 코어도 아래쪽 척추 속근육이 수축하면 근막을 긴장시키고 위쪽으로 연결된 다른 속근육을 자극하여 순차적으로 척추를 세우도록 돕는다는 원리다. 필라테스에서 연습하는 롤업, 롤다운 동작이 이런 유압 증폭 효과를 이용한 운동법이다.

네 번째는 외부 근육의 장력이다. 뭇갈래근과 함께 배곧은근, 배바깥빗근, 배속빗근, 엉덩허리근, 척주세움근들이 서로 협력해서 몸통을 안정화한다. 이것은 마치 돛단배가 나아갈 때 돛을 잡아주는 큰 밧줄과 더불어 나머지 밧줄들도 함께 팽팽하게 당겨져야 돛이 안정되는 원리다. 따라서 복근만 단련하기보다는 척주세움근, 엉덩허리근과 같은 고관절 굴곡근과 큰볼기근과 같은 고관절 신전근을 함께 운동하는 것이 좋다.

코어 근육이 몸통을 안정화하는 메커니즘이 이렇게 다양하지만, 이것을 관통하는 한 가지 핵심 내용이 있다. 바로 타이밍이다.

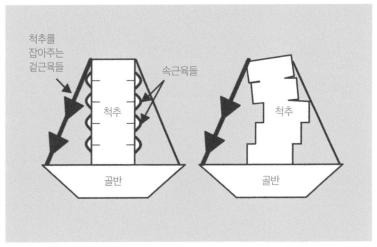

척추를 잡아주는 근육의 관계. 속근육은 척추뼈들를 잡아주고 겉근육은 척주 기둥을 잡아준다. 만약 속근육이 약하고 근육 균형이 무너지면 척추가 중심을 잃는다.

코어 근육은 팔, 다리가 움직일 때 반드시 타이밍에 맞게 수축해야 한다. 앞에 놓인 물통을 잡기 위해서는 반드시 어깨 근육과 이두근이 수축해야 한다. 하지만 코어 근육은 팔과 어깨 근육이 수축하기 전에도, 수축한 후에도 힘이 들어가야 한다.

실제로 물건을 잡기 위해 팔을 뻗을 때 어깨세모근이 수축하는데 그전에 이미 뇌에서 예측을 통해 배가로근, 배속빗근이 먼저 수축한 뒤 어깨세모근으로 이어지고 배바깥빗근, 배곧은근이 수축하는 것으로 연구를 통해 밝혀졌다. 그래서 코어를 단련할 때는 반드시 어떤 동작을 하기 전에 1초 정도 호흡을 통해 코어 근육을 수축하는 연습을 해야 한다. 예를 들어 윗몸일으키기를 할 때 총 7초 정도 걸린다면 호흡을 내쉬면서 1초 정도 동작하기 전에 배에 힘을 주고 배가로근을 자극한 뒤 2, 3, 4, 5, 6초 동안 윗몸을 일으키고 동작이 멈춘 다음 배에 힘을 준 상태에서 나머지 1초를 마무리하는 방식이다.

이렇게 코어 운동을 핵심으로 나머지 허리를 부드럽게 움직여서 관절이 굳어지지 않게 관리해야 한다. 마지막으로 허리 쿠션 사용을 통해 앉은 자세에서 허리 바나나 곡선을 잘 유지하면 허리 통증 없이 건강한 생활을 영위할 수 있다.

# 건강한 허리를 위한 핵심 운동 10가지

**집에서 하는 코어 운동**
(튼튼한 허리 만들기)

1. 드로우인 운동
2. 부분 윗몸일으키기
3. 브리지
4. 버드독
5. 무릎 사이드 플랭크

**허리 디스크 관리를 위한
신전 운동**

6. 엎드려서 하는 허리 신전 운동
7. 서서 하는 허리 신전 운동

**허리를 부드럽게 움직이는
스트레칭(별 운동법)**

8. 별 기울이기
9. 별 돌리기
10. 별 비틀기

# 1. 드로우인 운동

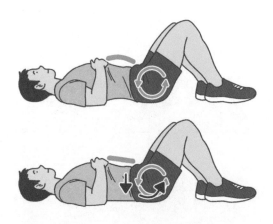

**시작 자세**    무릎을 구부린 상태에서 하늘을 보고 바닥에 눕는다. 허리 뒤에 수건을 말아 받치고 양손을 배 위에 올린 뒤 손가락으로 복부 근육의 움직임을 느낄 준비를 한다.

**동작**    숨을 들이마시며 복부를 볼록하게 팽창시켰다가 다시 내쉬며 뱃가죽을 등 뒤에 붙이는 느낌으로 복부를 최대한 납작하게 수축시킨다. 그 상태에서 10초 유지했다가 힘을 뺀다.

**주의사항**    배를 납작하게 수축시킨 상태에서 말을 할 수 있을 정도로 기도를 열어두어야 한다.

**횟수**    10초씩 수축하는 것을 1회로 하여 10회씩 2세트.

**효과**    배가로근을 강하게 단련하여 코어를 안정시키는 효과가 있다.

## 2. 부분 윗몸일으키기

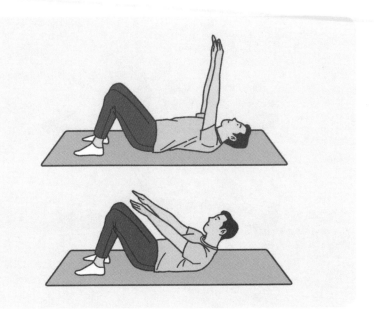

| 시작 자세 | 무릎을 구부린 상태에서 하늘을 보고 바닥에 눕는다. 양손으로 머리 뒤를 받치거나 앞으로 뻗는다. |
| 동작 | 숨을 들이마시고 내쉬면서 천천히 상체를 일으킨다. 날개뼈가 떨어질 정도로만 몸을 일으키며 배에 힘을 준다. 다시 천천히 원위치로 돌아온다. |
| 횟수 | 10회씩 3세트. |
| 효과 | 배곧은근을 단련하여 코어를 안정시킨다. 복부 근육이 수축됨과 동시에 허리 근육이 이완된다. |

# 3. 브리지

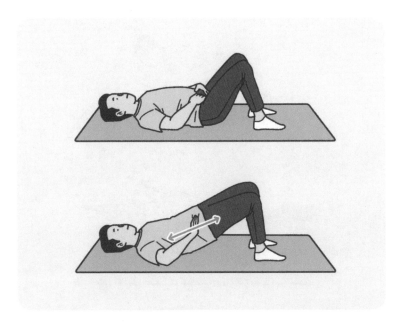

**시작 자세**  무릎을 구부린 상태에서 하늘을 보고 바닥에 눕는다. 양팔은 골반 옆에 놓이도록 한다.

**동작**  숨을 들이마시고 내쉬면서 천천히 엉덩이를 바닥에서 들어 올린다. 꼬리뼈에서부터 엉치뼈, 허리뼈, 등뼈를 몸통과 다리가 일직선이 되는 지점까지 순서대로 들어 올린다.

**횟수**  10회씩 3세트.

**효과**  큰볼기근과 뭇갈래근, 척주세움근을 단련하는 효과가 있다.

# 4. 버드독

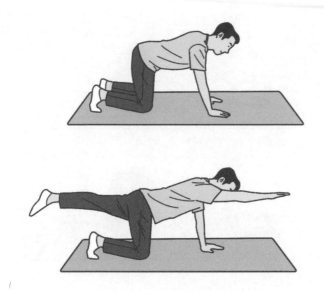

**시작 자세** 네 발 기기 자세를 취한다. 양손은 어깨 아래, 무릎은 고관절 아래에 놓이도록 한다. 배를 집어넣고 척추를 가지런히 놓는다.

**동작** 숨을 들이마시고 내쉬면서 오른쪽 팔을 머리 위로 뻗는다. 이와 동시에 왼쪽 다리를 골반 아래로 뻗는다. 5초간 정지했다가 다시 팔다리를 엇갈려 들어 올린다.

**횟수** 좌우 1회로 하여 10회씩 2세트.

**효과** 등허리근막의 탄력을 좋게 하여 허리 안정성을 높인다. 허리 속근육을 강화하고 척주세움근을 튼튼하게 한다.

## 5. 무릎 사이드 플랭크

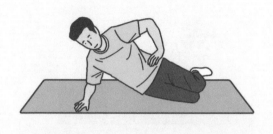

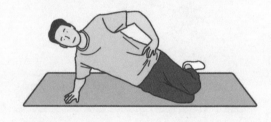

**시작 자세**  옆으로 누운 자세를 취한다. 팔꿈치를 어깨 아래에 두고 기댄 뒤 무릎을 구부려 모아준다.

**동작**  숨을 들이마시고 내쉬면서 엉덩이가 바닥에서 떨어지도록 옆으로 들어 올린다. 몸통이 다리와 일직선이 될 때까지 올린 다음 천천히 엉덩이를 내린다.

**횟수**  좌우 각각 10회씩 2세트.

**효과**  배속빗근, 배바깥빗근, 중간볼기근을 단련하여 골반을 잡아주는 힘을 기른다.

# 6. 엎드려서 하는 허리 신전 운동

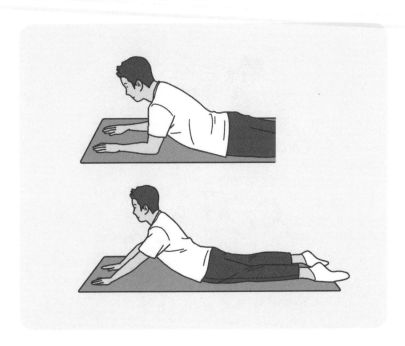

| 시작 자세 | 엎드린 자세에서 양손을 어깨너비 정도로 벌려 바닥을 짚는다. 어깨를 내리고 아랫배에 힘을 준 뒤 상체를 일으킬 준비를 한다. |
|---|---|
| 동작 | 내쉬는 호흡에 천천히 팔꿈치를 펴면서 허리를 뒤로 젖힌다. 팔꿈치를 다 편 상태에서 30초 유지하고 천천히 원위치한다. |
| 주의사항 | 허리를 젖히는 단계에서 통증이 심해지면 디스크가 압박받고 있을 가능성이 있으므로 아프지 않은 범위까지만 허리를 젖힌다. |
| 횟수 | 30초씩 10회. |
| 효과 | 허리 자세 교정에 큰 효과가 있다. 디스크 회복에 있어 핵심 운동이며 허리를 펴는 근육을 단련한다. |

# 7. 서서 하는 허리 신전 운동

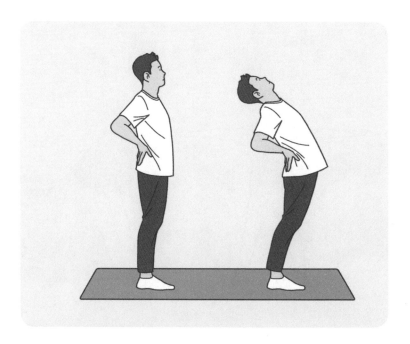

<table>
<tr><td>시작 자세</td><td>선 자세에서 다리를 골반보다 넓게 벌리고 양손을 허리에 받친다.<br>아랫배에 힘을 주고 허리를 젖힐 준비를 한다.</td></tr>
<tr><td>동작</td><td>내쉬는 호흡에 천천히 상체를 뒤로 기울여 허리를 젖힌다. 가볍게<br>뒤로 젖힌 상태에서 잠시 머물렀다가 원위치로 돌아온다.</td></tr>
<tr><td>주의사항</td><td>중력에 척추를 수직으로 놓은 자세이므로 림보 게임 하듯이 무리<br>하게 허리를 뒤로 젖히지 않도록 주의하자.</td></tr>
<tr><td>횟수</td><td>10회씩 2세트.</td></tr>
<tr><td>효과</td><td>허리를 펴는 근육을 단련해 자세 교정에 좋은 효과가 있다.</td></tr>
</table>

# 8. 별 기울이기

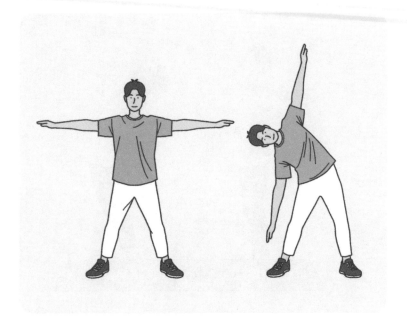

**시작 자세**  선 자세에서 배를 집어넣고 머리를 끌어올려 키를 크게 한다. 양 팔은 좌우로, 다리도 골반보다 넓게 벌려 몸을 별처럼 펼친다.

**동작**  척추가 긴 포물선처럼 움직이는 것을 상상하며 내쉬는 호흡에 몸을 옆으로 기울인다. 들이마시는 호흡에 다시 원위치로 왔다가 이번엔 내쉬는 호흡에 반대로 몸을 기울인다.

**횟수**  좌우 1회로 하여 10회.

**효과**  허리 디스크에 고른 압력을 주어 관절을 부드럽게 한다.

# 9. 별 돌리기

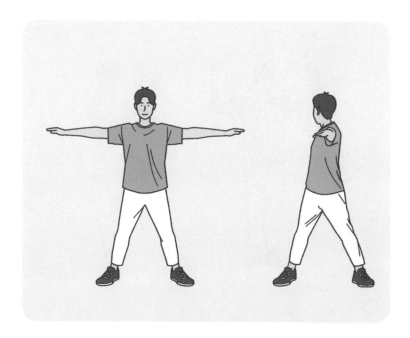

<table>
<tr><td>시작 자세</td><td>선 자세에서 배를 집어넣고 키를 크게 한다. 양팔을 좌우로 벌리고 다리도 골반보다 넓게 벌려 몸을 별처럼 펼친 자세를 취한다.</td></tr>
<tr><td>동작</td><td>내쉬는 호흡에 오른쪽 손끝을 보면서 천천히 몸을 오른쪽으로 돌린다. 다리가 떨어지지 않는 상태에서 최대한 돌렸다가 숨을 들이마시면서 원위치로 돌아온다. 반대쪽도 똑같이 실시한다.</td></tr>
<tr><td>횟수</td><td>좌우 1회로 하여 10회.</td></tr>
<tr><td>효과</td><td>척추를 돌리는 움직임이 좋아져 전신 자세 교정에 도움이 된다.</td></tr>
</table>

# 10. 별 비틀기

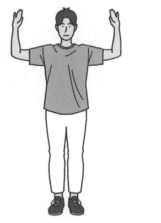
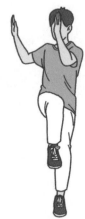

**시작 자세** 다리를 골반보다 좁게 모아 선 뒤 배를 집어넣고 키를 크게 한다. 양팔은 선서하듯이 팔꿈치를 90도로 구부려 좌우로 올린다.

**동작** 내쉬는 호흡에 몸을 왼쪽으로 돌리면서 오른쪽 무릎을 가슴 쪽으로 들어 올린다. 이렇게 왼쪽 팔꿈치와 오른쪽 무릎이 가깝게 몸을 돌렸다가 다시 원위치하고 내쉬는 호흡에 반대로 몸을 돌려 왼쪽 무릎을 가슴 쪽으로 들어 올린다.

**횟수** 좌우 1회로 하여 10회.

**효과** 엉덩허리근이 단련되고 신체 균형 능력이 좋아진다. 몸통 교차 패턴(어깨와 골반이 반대로 회전하는 움직임)이 향상되어 수월하게 걷거나 달릴 수 있다.

# 배와 엉덩이에 힘을 줬더니

허리에 좋은 생활 습관을 이야기할 때 배에 힘주기를 빼놓을 수 없다. 허리는 해부학적으로 몸통 뒤쪽에 있는 뼈와 관절, 근육만 의미하지 않는다. 배꼽을 둘러싼 배 앞쪽, 옆구리 쪽을 모두 지칭한다.

복부에 힘을 주면 허리 근육의 근막도 팽팽해진다. 배에 힘을 주는 것만으로도 허리 근육을 자연스럽게 수축하기 좋은 상태가 되는 것이다. 또한 복부 근육은 허리 근육과 길항작용을 한다. 길항작용이란 마치 시소처럼 서로 반대 역할을 한다는 뜻이다. 복부 근육이 짧아지면 허리 근육은 길어지고 허리 근육이 짧아지면 복부 근육이 길어진다. 허리만 펴고 배에 힘을 주지 않으면 허리가 과하게 뒤로 젖혀지기 쉽다. 따라서 허리를 펼 때 배에 힘을 줘야 허리가 과하게 뒤로 펴지는 것을 막을 수 있다.

배곧은근은 두 가지 허리 근육과 길항작용을 한다. 하나는 허리에 있는 척주세움근이다. 척주세움근이 허리를 뒤로 세우고 펴는 역할을 할 때 배곧은근은 허리를 앞으로 숙이고 구부리는 역할을 한다. 척주세움근이 힘을 줄 때 배곧은근이 앞에서 잡아주면 허리는 너무 숙이지도 않고 너무 펴지도 않은 적당한 상태를 유지할 수 있다.

또 하나는 허리에서 다리뼈로 연결된 엉덩허리근이다. 엉덩허리근은 다리에서 허리로 붙어서 허리를 앞으로 당기는 작용을 하는데 이때 골반을 앞으로 기울여 허리 바나나 곡선을 더 크게 만든다. 반대로 배곧은근은 골반을 밑에서 위로 잡아당김으로써 골반을 뒤로 기울여 허리 바나나 곡선을 작게 만드는 역할을 한다. 엉덩허리근이 골반을 앞으로 기울일 때 배곧은근에 힘이 들어가야 골반을 잡아주어 중립 자세를 유지할 수 있다.

허리 근육 둘을 책임지는 배곧은근에게 동료가 있다. 바로 큰볼기근(대둔근)이다. 큰볼기근은 엉덩이 뒤쪽에서 골반과 다리뼈를 잡아준다. 큰볼기근은 골반을 뒤로 기울이고 허리가 과하게 젖혀지지 않게 돕는다. 척주세움근, 엉덩허리근과 길항작용을 하는 것이다. 그래서 허리를 펼 때 배와 동시에 엉덩이에 힘을 주면 허리가 과하게 젖혀지는 자세를 막을 수 있다.

나의 허리가 구부정하거나 과하게 젖혀지는 않았는지 확인하는 방법이 있다. 바로 양손으로 허리를 잡아보는 것이다. 양손으

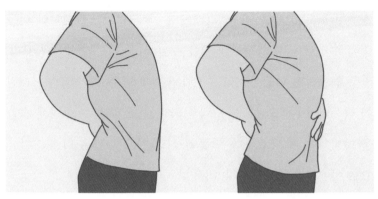

양손으로 허리 자세 바르게 잡는 방법

로 허리 자세를 바르게 잡는 방법은 다음과 같다.

1. 한 손의 손등을 허리에 놓는다.

2. 허리를 손등 곡선에 맞추어 편다.

3. 반대쪽 손바닥을 배 위에 놓는다.

4. 허리를 펼 때 내쉬는 호흡에 아랫배에 힘을 주어 배가 편평한 느낌이 나도
   록 잡는다.

5. 엉덩이에 힘을 주어 골반이 앞으로 기울어지지 않게 한다.

이렇게 언제 어디서든 허리를 펼 때 배, 엉덩이에 같이 힘주는
습관을 들이면 허리 자세를 건강하게 유지할 수 있다. 걸어갈 때,

지하철에서 서 있을 때, 엘리베이터 안에서, 에스컬레이터 이동 중에 수시로 배와 엉덩이에 힘을 주고 허리 펴는 연습을 해보자. 자주 연습하면 나중에는 자연스럽게 배에 힘주고 허리 펴는 패턴이 나온다. 이런 습관적인 노력과 함께 평소 나쁜 허리 자세 습관을 예방하는 게 중요하다. 잘못된 허리 자세 습관은 디스크 질환으로 이어지며 값비싼 수술 비용을 치러야 한다.

다음에 제시된 내용은 척추에 반복적인 압박을 가하거나 허리 디스크가 뒤로 밀리게 하는 잘못된 습관들이다. 항목에 체크하면서 자신의 생활 습관을 점검해 보자.

- ☐ 우두둑 소리가 나도록 허리를 자주 비튼다.
- ☐ 의자 뒤로 파묻히듯이 누워 앉는다.
- ☐ 허리를 숙이는 스트레칭을 자주 한다.
- ☐ 허리를 구부리고 물건을 든다.
- ☐ 지갑 또는 스마트폰을 바지 뒷주머니에 넣는다.
- ☐ 다리를 한쪽으로 꼬고 앉는다.
- ☐ 양반다리로 오래 앉아 있다.
- ☐ 한쪽으로 가방을 멘다.
- ☐ 굽이 높은 신발을 신는다.

☐ 구부정한 자세로 스마트폰을 본다.

    이런 습관은 허리 근육들의 균형을 무너뜨리고 관절을 틀어지게 한다. 가랑비에 옷 젖는 줄 모른다는 속담이 있다. 작은 나쁜 습관이 쌓이면 큰 수술로 이어진다. 하지만 수술 이후에도 이런 습관들을 고치지 않으면 또다시 허리 통증이 재발될 수밖에 없다. 되도록 허리를 펴고 몸을 비트는 움직임을 최대한 줄이며, 체중 부하를 신체 양쪽으로 균일하게 하려는 노력이 필요하다.

# 건강한 허리를 위한 자세 교정법

우리 삶처럼 인체도 굴곡이 많다. 뼈가 편평하고 네모나면 의자에 각을 맞춰 앉기 좋겠지만, 뼈는 둥글고 울퉁불퉁하다. 허리 문제는 여기서부터 비롯된다.

허리는 직선이 아니다. 앞으로 휘어진 바나나 모양의 곡선을 하고 있다. 식탁 의자처럼 직선 형태의 등받이에 몸을 기댔을 때 허리는 등받이에 닿지 않아야 한다. 하지만 사람들이 앉아서 식사하는 모습을 보면 허리뼈가 식탁 의자 등받이에 닿아 있다. 허리의 바나나가 사라진 것이다. 더 쉽게 말해 앞으로 허리를 구부린 것이다.

인체는 에너지를 아끼고 싶어 한다. 어딘가에 기대고자 하는 마음은 에너지 절약 차원에서 너무나 당연한 본능이다. 이때 등받이가 일자로 된 식탁 의자에 기대면서 자신도 모르게 허리를 붙이고 앞으로 구부린다. 그리고 그것이 편하다고 착각한다.

사무용 의자는 어떨까? 허리 곡선의 형태는 사람마다 약간씩 다르다. 어떤 사람은 허리가 길고 어떤 사람은 짧다. 어떤 사람은 허리 바나나가 많이 휘어 있고 어떤 사람은 덜 휘어 있다. 하지만 한 회사에서 쓰는 사무용 의자는 대부분 똑같은 크기에 똑같은 디자인이다. 회사에서 일괄적으로 같은 의자를 구매하기 때문이다. 아무리 인체에 맞게 설계된 사무용 의자라도 허리 받치는 부분은 곡선의 형태가 약하게 디자인되어 있다.

만약 허리 받침대 곡률을 크게 설계한다면, 허리 곡선이 완만한 사람은 허리를 너무 뒤로 펴는 느낌이 들 것이다. 이 자세를 오래 취하면 허리 근육이 긴장하고 관절에 불편감과 통증이 생긴다. 그래서 많은 사람이 불편함 없이 의자에 앉게 하려면 허리 받치는 부분의 곡률을 작게 디자인하는 편이 낫다. 그러다 보니 의자 제조사들이 허리 받침대를 애초에 완만한 곡선으로 만들게 되고 결국 사람들의 허리를 제대로 받쳐주지 못하는 것이다. 따라서 의자에 앉았을 때 불편하다면 쿠션을 통해 추가로 허리를 받쳐주어야 한다.

## 허리를 위협하는 주변 환경들

우리가 생활하는 환경이 허리에 좋은지 나쁜지를 스스로 확인할 수 있는 세 가지 질문을 소개한다. 이 질문에 답하면서 허리 건강에 도움이 되는 환경으로 새롭게 조성해 보자.

### 1. 허리를 숙이게 하는가?

허리를 숙이게 만드는 환경은 작업물이 낮은 곳에 있거나 사람이 높은 곳에 있는 경우다. 요즘 많은 커피숍에서 낮은 테이블을 사용한다. 감성 카페라는 이름으로 포장되어 있지만, 막상 커피잔을 집으려고 하면 테이블이 너무 낮아 허리를 숙이게 된다.

이처럼 사람과 물건의 높이 차이가 많이 나면, 허리를 많이 숙이게 된다. 반복해서 허리를 숙이게 되면 통증은 물론 디스크를 유발한다. 몸을 세운 상태에서도 팔로 쉽게 물건을 잡을 수 있도록 자주 사용하는 물건은 허리 높이에 놓여 있어야 한다.

### 2. 몸을 앞으로 기울이게 하는가?

타자를 입력할 때 키보드가 몸으로부터 멀리 떨어져 있으면 몸을 앞으로 기울여서 팔을 뻗게 된다. 마우스도 마찬가지다. 이처럼 자주 사용하는 도구가 몸에서 너무 멀리 떨어져 있으면 그 도구를 잡기 위해 몸을 앞으로 기울이게 된다. 몸을 앞으로 기울이는 자세는 허리 근육을 긴장시킨다. 몸이 넘어지지 않도록 허리 근육에 힘을 주기 때문이다. 자주 쓰는 도구는 팔꿈치를 구부려서 몸통에 붙였을 때 손에 잡힐 수 있는 거리에 두도록 하자.

### 3. 허리를 비틀게 하는가?

자주 쓰는 도구가 몸 옆쪽에 있다면 그쪽을 향해 몸 전체를 돌려야 한다. 이때 의자가 고정되어 있다면 다리는 그대로 둔 상태에서 허리만 돌리게 된다. 이렇게 물건을 집기 위해 반복해서 허리를 비트는 행동은 무리가 간다. 특히 옆쪽 바닥에 놓인 물건을 반복적으로 옮긴다면 허리에 큰 부담이 된다. 허리 디스크는 비트는 압력에 약하다. 이런 환경에서 일한다면 반드시 허리가 아닌 몸 전체로 방향을 전환해야 한다. 회전하는 의자에 앉아 몸 전체를 돌려 옆에 놓인 물건을 잡거나 물건을 정면에서 들어 올린 다음 다리로 방향을 전환해야 한다.

# 허리가 튼튼해지는 자세 조정법

## 1. 식탁 의자에 앉을 때

NO

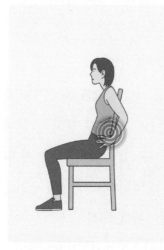

등받이가 일자인 식탁 의자에 허리를 모두 붙이고 앉는다.

YES

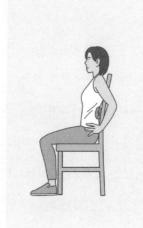

등받이가 일자인 식탁 의자의 허리 부분을 말은 수건 또는 쿠션을 받치고 앉는다.

허리는 C자 곡선을 가지고 있어 일자로 된 식탁 의자 등받이에 허리를 붙이고 앉으면 등받이 모양에 맞추어 일자허리가 된다. 식탁 의자 등받이에 엉덩이와 등은 붙이되, 허리 부분은 떨어져 있어야 한다. 이 부분에 말은 수건이나 쿠션을 받치면 허리의 C자 곡선을 자연스럽게 유지할 수 있다. 수건이나 쿠션이 없다면 허리 곡선을 의식하여 허리에 손을 받치고 등받이에 기댄 다음 손을 떼자. 이때 허리에 공간이 생기는데 이 부분을 남기고 엉덩이와 등을 붙이고 앉으면 된다.

## 2. 앉아서 노트북 할 때

**NO**

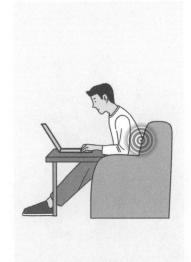

**YES**

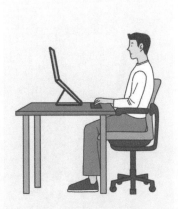

허벅지 높이의 낮은 선반에 노트북을 놓고 일한다.

허리 높이의 선반에 노트북을 놓거나 노트북 받침대를 사용한다.

낮은 선반에 노트북을 놓고 일하면 허리를 많이 숙이게 되어 관절에 부담이 된다. 선반 높이는 허리 높이에 맞추는 것이 좋다. 노트북 키보드에 손을 올렸을 때 어깨를 내린 상태에서 팔이 수평이 되는 높이가 적당하다. 선반이 낮은 경우 받침대를 사용해 모니터 높이를 눈높이에 가깝게 올려주는 것이 이상적이며 이때 보조 마우스와 키보드를 사용하는 것이 좋다.

## 3. 한 자세로 서서 일할 때

NO

YES

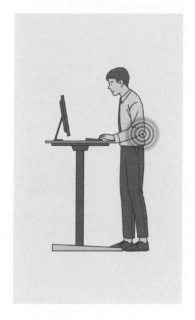

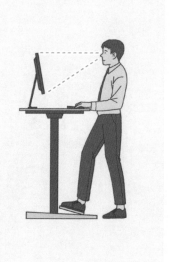

정자세로 움직이지 않는다.

발판을 앞에 두고 발을 번갈아 올리며
일한다.

한 자세로 오래 서서 일하면 허리는 물론 다리에도 스트레스가 집중된다. 발 앞에 낮
은 높이의 발판을 두고 발을 번갈아 올리면서 일하면, 허리와 다리에 실리는 스트레
스를 분산할 수 있다. 또한 다리가 쉴 수 있도록 한 시간에 10분씩은 반드시 앉아서
휴식을 취해야 한다. 앉아서 일하는 직업은 반대로 적용한다. 자세 건강에 가장 좋은
방법은 앉아서 일하기와 서서 일하기를 교대로 하는 것이다.

## 4. 운전할 때

**NO**

**YES**

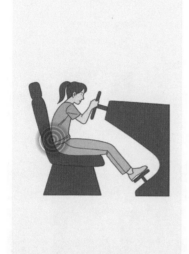

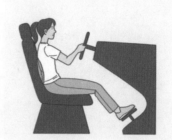

구부정한 자세로 운전한다.

시트에 몸을 잘 기대어 세운다.

구부정한 자세로 운전하면 일자허리가 된다. 허리뿐 아니라 목, 어깨도 쉽게 긴장되므로 시트에 엉덩이, 등을 잘 기대어 몸을 세우고 운전하는 것이 허리 건강에 좋다. 허리 쿠션을 받쳐 허리 C자 곡선이 잘 유지되도록 하면 좀 더 편하게 바른 자세로 운전할 수 있다. 어떤 사람은 허리 쿠션에 대한 불편함을 호소하기도 하는데 쿠션이 내 허리보다 너무 커서다. 자신의 체형에 맞게 적당한 크기의 쿠션을 사용하도록 한다.

## 5. 무거운 물건을 옮길 때

**NO**

**YES**

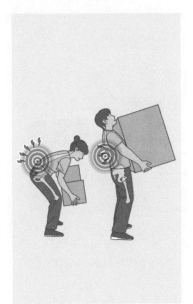

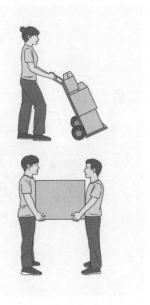

과한 힘을 주어 물건을 든다.

다른 사람에게 도움을 청해 함께 들거나 카트를 이용해 밀어서 나른다.

허리 근육이 감당하기 어려울 정도로 무거운 물건을 들면 근육이 과하게 긴장하여 경직이 일어나거나 손상될 위험이 있다. 물건을 흔들어보고 너무 무거우면 다른 사람의 도움을 받아서 함께 옮기거나 바퀴가 달린 카트를 이용하는 것이 좋다.

## 6. 무거운 물건을 들고 방향늘 바꿀 때

**NO**

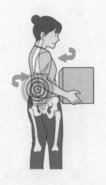

허리만 비튼다.

**YES**

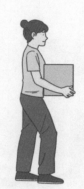

다리와 함께 몸 전체를 돌린다.

물건을 든 상태에서 허리를 비틀면 부상의 위험이 크다. 방향을 바꿀 땐 다리를 사용해 몸 전체를 돌려야 한다.

## 7. 청소할 때

<table>
<tr><td align="center">NO</td><td align="center">YES</td></tr>
</table>

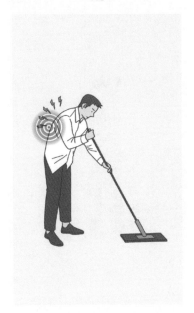 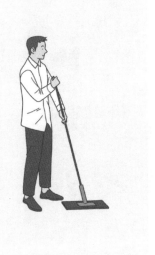

허리를 숙이고 바닥을 닦는다.　　　　　최대한 허리를 펴고 닦는다.

허리를 숙이면 허리 뒤쪽 압력이 낮아져 디스크가 밀리기 쉽고, 척추를 잡아주는 근육이 제 역할을 하지 못한다. 청소할 때 되도록 몸을 세워야 허리를 보호할 수 있다. 허리와 등이 구부러지는 원인은 청소대 길이가 내 키에 비해서 짧거나 한 번에 너무 넓은 면적을 닦기 위해 청소대를 몸에서 멀리 뻗기 때문이다. 청소대 길이를 내 키에 맞게 충분히 늘여 사용하고 작은 면적의 바닥을 조금씩 나누어 닦는 습관을 들여야 한다.

## 8. 독서할 때

NO

YES

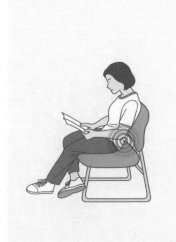

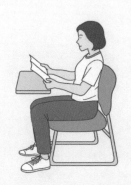

의자 앞쪽에 걸터앉아 허리를 뒤로 기
대고 책을 읽는다.

엉덩이를 의자 끝에 붙이고 등받이에
가지런히 몸을 기대어 책을 읽는다.

엉덩이를 의자 앞쪽에 두고 뒤로 기대어 앉으면 골반이 뒤쪽으로 기울어져 일자허
리가 유발된다. 책을 읽을 땐 엉덩이를 의자 끝에 다 붙이고 몸을 가지런히 세운 상
태에서 등받이에 기대어 보는 것이 좋다.

## 9. 근력 운동할 때

NO       YES

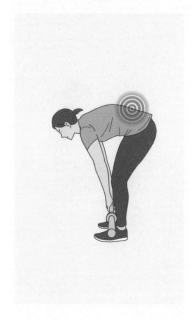

허리가 구부정한 자세로 데드리프트를 한다.

허리를 반듯하게 편 자세로 데드리프트를 한다.

어떤 자세로 운동하는가에 따라 운동 효과와 부상 위험도가 달라진다. 처음엔 가벼운 무게로 허리 곡선을 잘 유지한 채 데드리프트를 연습해야 한다. 바른 자세를 연습하지 않은 상태에서 급하게 무거운 무게를 들면 자칫 큰 허리 부상으로 이어질 수 있다. 바른 자세가 익숙해지면 조금씩 중량을 높여서 운동 효과를 높이는 것이 좋다.

## 10. 걷기 운동할 때

**NO**

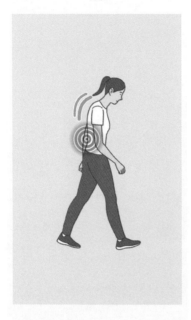

목과 허리를 구부리고 걷는다.

**YES**

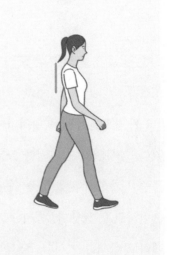

허리를 펴고 걷는다.

허리를 구부리고 걸으면 허리 근육이 제대로 일을 할 수 없는 상태가 된다. 허리를 반듯하게 펴고 목을 세우고 걸어야 허리를 건강하게 지킬 수 있다. 특히 걸을 때 팔다리가 서로 반대로 교차하면서 움직이는데 척추가 곧게 세워져 있어야 몸통에서 회전이 일어나 부드러운 걷기 자세가 나온다. 허리가 구부정하면 몸통 회전이 잘 일어나지 않아 보폭이 짧아지고 몸의 좌우 흔들림이 많아진다.

# 허리 통증을 극복한 사람들

## 집안일과 농사일을 도맡았던 60대 여성 P씨

P씨는 도시에서 생활하다가 5년 전에 남편의 고향으로 귀농하였다. 농사일과 집안일을 도맡다 보니 허리와 왼쪽 무릎 뒤쪽에 통증이 가시지 않았다. P씨는 걷기 운동을 하지 못하는 것이 가장 불편하다고 말했다. 농사일로 스트레스를 받다가도 강아지들을 데리고 산책하는 것이 유일한 낙이었는데 허리가 아파 중간에 멈춰야 했기 때문이다.

또 하나의 문제는 무릎이었다. 과거에 관절염 수술을 받은 적이 있었는데 충분한 재활이 이루어지지 못해 무릎이 잘 구부러지지 않는 상황이었다. 바닥에 앉으려고 할 때 자꾸 뒤로 넘어가기 일쑤였고 낙상 위험이 커 보였다.

병원 검사를 받은 결과 P씨는 척추전방전위증이었다. 척추전방전위증은 허리뼈가 앞으로 밀려 불안정한 상태가 되면서 생기는 허리 질환이다.

P씨는 4번 허리뼈가 5번에 비해 앞으로 밀려 있었다. 그래서 오래 걸으면 허리에 압박이 심해져 통증이 생겼던 것이다. 척추전 방전위증에 필요한 것은 허리 근육의 힘이다. 특히 허리를 뒤로 펴는 신전 근육들을 강하게 하여 척추뼈를 뒤에서 잘 잡아주도록 하는 것이 중요하다.

P씨의 허리 근력을 측정해 보니 허리를 구부리는 근육이 98N 이었고 허리를 펴는 근육이 62N이었다. 허리를 구부리는 근육도 약했지만, 허리를 펴는 근육이 현저하게 약한 상태였다. 이대로 진행되면 척추는 더 앞으로 밀려날 것이고 통증이 심해지는 게 당연했다.

P씨의 생활 습관을 먼저 살펴보기로 했다. P씨는 마늘을 다듬을 때 바닥에 작은 보조 의자를 놓고 앉아서 일했다. 그러다 보니 쪼그려 앉으려고 할 때마다 몸이 뒤로 넘어가 부상의 위험이 컸다. 쪼그려 앉는 자세는 허리를 숙이게 되어 허리 근육이 길어지고 약해진다.

다른 집안일에서도 P씨의 잘못된 습관이 관찰되었다. 특히 젖은 빨래를 꺼낼 때 허리 디스크 위험이 큰 상태였다. 젖은 빨래는 무게를 가늠하기 어려워서 자칫 근육이 긴장하거나 디스크 손상이 일어날 수도 있다. P씨에게 이런 환경이 허리에 위험하다는 것을 알리고 습관을 개선해서 허리 부담을 줄이는 게 필요했다.

P씨는 허리를 둥글게 말아 구부리는 습관이 있었는데 이것 역시 허리 근육에 큰 부담이 된다. 이런 자세 대신 허리를 펴고 무릎과 고관절을 구부려서 숙이도록 했다. 올바른 스쾃, 데드리프트 자세를 일상에서 접목하는 것이다. 엉덩이를 뒤로 빼고 허리를 펴고 고관절을 중심으로 몸을 접으면, 허리 근육이 안정적으로 뼈를 잡아주고 엉덩이와 허벅지 근육이 힘을 내어 허리의 부담을 줄여준다.

또 하나의 문제는 잘못된 운동이었다. P씨는 스트레칭을 할 때 몸을 숙이는 동작을 반복하였다. 평소 허리를 숙이면서 일하는데 스트레칭을 하면서도 허리에 숙이는 자극을 주고 있던 것이다. 일단 이 스트레칭을 멈추라고 말하고 허리에 손을 받치고 뒤로 몸을 젖히는 서서 하는 신전 운동을 알려주었다.

마지막 습관 문제는 쉬지 않고 일하는 것이었다. 농사일을 하는 사람들은 일 특성상 작업을 마무리할 때까지 거의 쉬지 않는다. P씨도 마찬가지였다. 작업이 끝나기 전까지 한 자세로 계속 일했다. 이것을 바꾸지 않으면 아무리 자세 환경을 개선해도 허리 근육에 피로가 쌓일 수밖에 없었다. 그래서 타이머를 하나 준비해 50분이 지나면 울리도록 했다. 마치 학교에서 쉬는 시간을 갖듯이 일하다가 타이머가 울리면 스트레칭을 하도록 권했다. 운동은 별 기울이기, 별 돌리기, 별 비틀기 그리고 서서 하는 허리 신전 운동을 권했다. 긴장된 허리 근육을 풀기 위해 테니스공으로 누워서 허리 근육을 지압하듯이 마사지하는 방법도 알려드렸다.

P씨에게 가장 큰 문제는 무릎이 잘 구부러지지 않는다는 것이었다. 재활 시기를 놓치긴 했지만 조금이라도 무릎이 편해지도록 스트레칭 스트랩 도구(긴 줄로 되어 끝에 발을 걸 수 있는 형태)를 이용하여 엎드린 자세에서 발목에 줄을 걸고 당기면서 무릎 구부리는 스트레칭을 매일 하라고 말씀드렸다.

얼마 뒤 P씨의 통증은 눈에 띄게 사라졌다. 우선 걸을 때 허리 통증이 사라졌다. 이제 오래 걸어도 허리가 아프지 않다고 했다. 그리고 근력이 좋아졌다. 굴곡근이 132N, 신전근이 79N으로 각각 34, 17 정도 강해졌다. 그만큼 허리 안정성이 높아진 것을 의미한다. 그리고 P씨는 무엇보다 앞으로 허리 건강을 어떻게 관리하고 지켜야 하는지 알게 되어 더 이상 불안하지 않다고 말했다. 가족을 위해 희생하던 삶이 아닌 자신을 위한 삶을 찾은 것 같아서 행복하다고 말이다.

## 육아로 골반, 허리를 혹사시켰던 30대 여성 J씨

30대 주부 J씨는 날마다 왼쪽 골반과 허리 통증에 시달렸다. 바닥에 앉아 있으면 왼쪽 엉덩이와 허리가 너무 아파 수시로 골반 옆쪽을 두드렸다. 한쪽으로 다리를 꼬고 앉거나 아픈 쪽을 바닥으로 향한 채 옆으로 누우면 특히 통증이 심했다. 진통제를 먹으면서 하루하루를 버티고 있었다. 통증 때문에 아이들을 잘 돌봐주지 못하는 것 같다며 J씨는 미안하다고 했다.

병원 검사를 받은 결과 J씨는 골반 비대칭이 심했다. 그로 인해 척추측만증을 가지고 있었고 오른쪽 어깨가 왼쪽에 비해 더 올라가 있었다. 근력 검사도 마찬가지로 비대칭이 심했다. 오른쪽 엉덩이 근력이 79.6N이었고 왼쪽 엉덩이 근력이 39.5N이었다. 통증 때문에 근력이 약해졌을 수도 있고 근력이 약해서 통증이 생겼을 수도 있기에 쉽게 판단하기는 어려웠다.

어떤 경우라도 근력을 좌우 대칭으로 맞추는 것이 골반 균형과 허리 안정을 위해 필요한 상황이었다. 움직이는 범위도 좌우가 달랐다. 왼쪽이 움직이는 범위가 오른쪽보다 현저하게 떨어진 상황이었다. 골반의 좌우 기능에 차이가 분명했다.

J씨는 쌍둥이 육아라는 큰 변수를 가지고 있었다. 쌍둥이를 출산한 지 얼마 지나지 않았고 아이들이 이제 막 돌이 지나 한창 걸음마를 할 때였다. 출산 전후에 산모는 엄청난 호르몬 변화를 겪는다. 릴렉신이라는 호르몬이 분비되어 콜라겐을 분해하는데 이때 관절이 엄청 느슨해진다. 출산을 위해 골반을 벌리기 위해서 일어나는 작용이다. J씨도 이 때문에 골반 안정성이 매우 떨어진 상태였다.

이런 상황에서 두 아이를 안아주고 골반에 힘을 가하는 일이 반복되었다. 또한 아이들에게 이유식을 먹이고 놀아주는 과정에서 바닥에 다리를 N자로 꼬고 앉는 일이 반복되었다. 골반과 허리에 무리가 가지 않도록 개선할 필요가 있었다.

먼저 아이를 안을 때 바르게 서서 엉덩이에 힘을 주고 어깨를 내리고 등에 힘을 주도록 지도했다. 코어 근육을 이용해 허리에 스트레스를 줄이는 원리다. 바닥에 앉아서 아이들과 놀아줄 때는 엉덩이에 쿠션을 받쳐 엉덩이 높이를 높게 하도록 했다. 이렇게 하면 자연스럽게 허리 곡선이 살아나면서 골반과 허리에 부담을 줄일 수 있다.

특이하게도 J씨에게는 과도한 운동 습관이 있었다. J씨는 자주 여성 풋살 동호회에 나가곤 했는데 스트레스를 풀기 위해서라고 했다. 하지만 지금처럼 골반과 허리가 불균형한 상태에서 축구는 좋은 운동이 아니다. 특히 현재 골반에 염증이 있는 상태여서 무리한 운동은 자칫 염증을 더 크게 악화시킬 가능성이 있었다. 일단 육아 스트레스를 고려하여 모임에 아예 나가지 않는 것보다 나가는 횟수를 줄일 것을 권했다. 그리고 축구를 잘 즐기기 위해선 골반과 허리를 안정화하는 근력 운동을 열심히 해야 한다고 강조했다.

한쪽으로만 눕는 습관도 골반과 허리 불균형의 원인이었다. 출산 전부터 J씨는 줄곧 왼쪽으로 누워서 생활했다고 했다. 잘 때도 왼쪽으로 누워 잤고 회사 다닐 때도 왼쪽으로 몸을 기울여 컴퓨터를 했다고 했다. 이렇게 한쪽으로 눕거나 기대는 습관은 골반, 허리 불균형의 강력한 원인이다.

이 습관을 고치지 않으면 통증이 심해질 것이 뻔했다. 이 문제를 알려주고 좌우로 몸의 중심에 맞게 자세를 잡으라고 지도했다.

왼쪽으로 누워 있다가도 일부러 오른쪽으로 자세를 바꾸어 누워 자라고 했다. 앉을 때도 한쪽으로 다리를 꼬는 것을 피하고 되도록 골반 양쪽으로 체중을 고르게 분산하도록 권했다.

운동은 골반의 균형을 맞추기 위해 루프 밴드를 무릎 옆에 걸고 하는 브리지 운동과 큰볼기근, 중간볼기근을 강화하는 동작 위주로 지도했다. 이런 운동은 허리 근육은 물론 골반 근육의 힘을 길러 골반 비대칭을 바로 잡는 데 도움이 된다. 그 외에 추가적으로 폼롤러로 허벅지 앞, 뒤, 옆, 안쪽 근육 스트레칭을 골고루 하였고 수건과 청소대를 이용하여 골반 균형을 맞추는 동작을 지도했다.

2주가 지나자 가장 먼저 통증이 줄어들었다. 진통제를 먹지 않아도 될 정도로 대부분 통증이 사라졌다. 엑스레이 분석 결과도 좋았다. 이전보다 측만이 개선되고 골반과 어깨 높이가 대칭에 가까워졌다. 근력, 유연성 같은 기능도 좋아졌다. 통증이 있었던 왼쪽 엉덩이 근육 근력은 39.5N에서 162.3N으로 크게 향상되었다. 왼쪽 고관절이 움직이는 범위도 35도에서 46도로 크게 증가했다. 통증 감소, 유연성 증가, 근력 향상이라는 세 마리 토끼를 잡은 것이다.

J씨는 더 이상 통증 때문에 아이들에게 미안해하지 않아도 되었고, 평소 즐겨하던 축구도 계속할 수 있게 되었다.

# 1cm의 차이가 삶을 바꾼다

자세를 바르게 하는 것은 어렵지 않다. 지금 취하고 있는 자세에서 조금만 몸을 펴면 된다. 배에 힘을 주고 어깨와 허리를 세운 뒤 1cm만 키를 크게 한다는 생각이면 된다. 자세를 펴는 건 매우 간단한 일이지만, 이 노력이 삶을 크게 바꾼다.

가장 먼저 통증이 줄어들고 몸이 건강해진다. 인상이 좋아지고 매력이 높아진다. 태도가 좋아져 관계가 풀리고, 당당한 자세로 자신감이 생긴다. 깊고 안정된 호흡으로 목소리가 좋아지고, 스트레스에 강해진다.

반대로 자세를 구부리면 인생도 구부러진다. 만성 통증에 시달리고 몸이 피로해진다. 인상이 나빠지고 매력이 떨어진다. 태도가 나빠져 관계가 꼬이고, 자신감이 떨어진다. 얕은 호흡으로 목소리가 얇아지고, 자존감이 떨어져 스트레스에 약해진다.

자세를 펴면서 일어나는 변화 중 가장 두드러지는 것은 무엇보다 만성통증의 해소다. 많은 사람이 나쁜 자세 때문에 근육과 뼈, 관절에서 일어나는 근골격계 질환으로 고통받고 있다. 두통, 뼈근함, 뭉침, 결림, 긴장, 저림, 찌릿함 등이 그것이다. 자세를 펴면 이와 관련한 많은 문제를 해결할 수 있다. 만성적인 목, 어깨의 뼈근함은 거북목을 교정함으로써 줄어든다. 흔히 허리 디스크로 알려진 요추 추간판 탈출증은 허리 자세를 반듯이 유지하는 습관이 특효약이다. 물론 자세를 펴는 것이 모든 근골격계 질환을 해결해 주는 건 아니지만, 자세를 펴는 일만으로도 주사나 약으로 해결하지 못한 수많은 만성통증이 해소될 수 있다. 자세 교정으로 건강을 되찾은 사람들은 간단한 습관만으로 몸이 좋아지는 것에 놀란다. 이렇게 쉬운 방법이 있었음에도 통증을 해결하기 위해 사방팔방 돌아다닌 시간을 아까워하기도 한다.

자세를 공부하다 보면 나쁜 자세 때문에 몸이 아픈 이유를 찾게 된다. 그러다 보면 자연스럽게 '하필이면'이라는 말이 튀어나온다. 하필이면 지구 중력에 영향을 받아서, 하필이면 척추를 수직으로 세워서, 하필이면 무거운 머리가 몸 제일 위에 있어서, 하필이면 뇌가 커져서, 하필이면 두 발로 걸어서, 하필이면 진화적으로 완벽하지 않아서 등등.

인체는 완벽하지 않다. 동물들과 비교하여 태생적으로 중력에 불리한 구조를 가지고 있다. 예를 들어 네 발로 걷는 동물은 머리가 척추 방향과 평행하게 놓여 있지만, 두 발로 걷는 사람은 머리가 척추 방향에 수직으로 놓여 있다. 그로 인해 작은 목뼈 1번 위에 무거운 머리가 얹어지게 되었는데, 이것은 작은 골프티 위에 얹어 놓은 묵직한 골프공처럼 매우 불안정한 모습이다. 머리 무게 중심이 목뼈 1번보다 약간 앞쪽에 위치하여 그대로 놓게 되면 머리가 앞으로 기울어진다.

그래서 머리를 잘 세우려면 반드시 목 근육들이 뒤에서 머리를 잡아주어야 한다. 비록 우리가 중력에 불리한 신체 구조를 가졌지만, 그렇다고 좌절할 필요는 없다. 다행히 우리는 자세를 잘 잡아주는 충분한 근육을 갖고 있다. 근육은 균형이 완벽하지 않은 뼈와 관절을 보완한다. 머리를 세우고 등을 펴고, 허리를 잡고 골반을 지탱한다. 근육은 인대만으로 부족한 관절 안정성을 보완하고 몸이 잘 움직일 수 있도록 힘을 낸다. 근육이 얼마나 튼튼하고 건강한지에 따라 자세 건강도 달라진다.

바른 자세는 좋은 근육에서 비롯된다. 좋은 근육은 강하고 탄력 있는 근육이다. 좋은 근육은 뼈와 관절을 팽팽하게 당기면서도 필요할 때 유연하게 놓아준다. 나쁜 자세는 나쁜 근육에서 비롯된다. 나쁜 근육은 뻣뻣하고 탄력이 없다. 나쁜 근육은 뼈와 관절을 지나치게 고정하여 필요할 때 놓아주지 못한다.

한편으로 바른 자세는 근육의 부담이 적다. 근육이 적당한 길이로 제 위치에 놓여 기능이 좋아진다. 뼈와 관절을 적절한 힘으로 잡아 안정적이다. 하지만 나쁜 자세는 근육의 부담이 크다. 근육이 제 위치에서 벗어나고 길이도 달라져 기능이 떨어진다. 뼈와 관절에 불필요한 힘을 주어 긴장 상태로 만든다.

근육은 삶에 있어 선택을 의미한다. 근육은 내가 원하는 대로 수축하고 이완할 수 있는 유일한 신체 조직이다. 근육이 건강하면 낙상, 관절염과 같이 신체 손상 위험으로부터 몸을 보호할 수 있다. 고혈압, 당뇨, 심장병과 같은 만성질환 위험에서도 벗어난다. 또 관절이 튼튼해져 보다 오래 일할 수 있다. 아이들과 함께 즐거운 놀이를 할 수도 있고, 사랑하는 사람에게 맛있는 요리를 해줄 수도 있다. 지하철에서 어르신에게 자리를 양보할 수 있는 여유가 생기고, 다른 사람의 무거운 짐을 들어줄 수 있는 관용이 생긴다.

좋은 근육은 나를 선택하는 삶으로 이끌고, 나쁜 근육은 그렇지 못하는 삶으로 이끈다. 좋은 근육을 만드는 방법은 세 가지다. 바른 자세 습관을 유지하고 규칙적인 운동을 하는 것이 첫 번째, 단백질을 포함한 균형 잡힌 영양 섭취가 두 번째, 그리고 충분한 수면과 휴식이 세 번째다. 이 책은 그 첫 번째 이야기다.

현대사회는 좌식 생활, 스마트폰, 운동 부족, 경쟁과 스트레스 등 자세 건강을 위협하는 요인이 무수히 많다. 이런 환경은 근육을 약하게 만들고 몸을 긴장시킨다. 불완전한 신체 구조를 근육으로 보완해 온 인체가 쉽게 고장 날 수밖에 없는 상황이다. 고장 난 근육은 남이 해결해 줄 수 없다. 코어 근육은 주사를 맞는다고 강해지지 않는다. 도수치료로 근력을 높이는 데도 한계가 있다. 무릎이 약하다고 허벅지 근육을 남이 단련해 줄 수 없는 노릇이다. 결국 우리 몸은 스스로 관리해야 한다. 바른 자세 습관을 들이고 운동을 통해 불완전한 외부 환경을 알맞게 조정해야 한다.

원하는 삶은 선택할 수 없어도 삶에 대한 태도는 선택할 수 있
다. 아무리 삶이 고되고 힘들더라도 자세까지 구부리진 말자. 씩
씩하게 고개를 들고, 당당하게 가슴을 펴고, 힘차게 움직이자. 자
세를 펴면 인생이 펴진다.

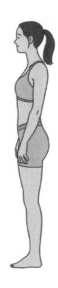

# 자세를 펴면 인생이 펴집니다

**초판 1쇄 인쇄** 2024년 11월  4일
**초판 1쇄 발행** 2024년 11월 15일

**지은이** 송영민
**펴낸이** 한보라

**디자인** 봄바람
**일러스트** 서와(@_seowa)

**펴낸곳** 퍼스트펭귄 **출판등록** 2023년 7월 21일 제 2024-000025호
**전화** 070)8866-7990 **팩스** 031)8057-7990
**이메일** 1stpenguin@1stpenguin.be
**종이** (주)월드페이퍼 **인쇄·제본** 더블비

**ISBN** 979-11-986825-9-8 (03510)